医師が
認知症予防
のために
やっていること。

Habits that doctors try to prevent dementia

認知症専門医
遠藤英俊
Hidetoshi Endo

日経BP

はじめに

認知症にならず、天寿を全うするには

私は医師になってから35年以上、認知症と関わってきました。

認知症は、誰でもなる可能性がある、やっかいなものです。

何らかの病気によって脳の神経細胞が壊れ、ひどくなると、理解する力や判断する力が失われていき、社会生活や日常生活にさまざまな問題が出てきます。

そんな認知症を予防するために何をすればいいのでしょうか。

どんな生活を送り、どんな運動をして、どんな食事・栄養をとればいいのか……。

実は、こうしたことが分かってきたのは、最近のことなのです。

さまざまな認知症予防についての研究をまとめ、ＷＨＯ（世界保健機関）が「認知症予防ガイドライン」を初めて発表したのは、２０１９年のことでした。

私は、認知症に長年、携わってきた者として、最新の研究も踏まえた認知症予防についての一般向けの本を書くことにしました。それが本書です。

本書の目的は、最新の研究をなるべく分かりやすく解説するとともに、誰もができるや

り方に落とし込んで認知症の予防法をお伝えすることにあります。

それに加え、大きな特徴として、私自身が自分のためにどのような認知症予防を実践しているのかについても、ページ数を割いてお話ししていきます。

私がそうやって自分のことについて書くのには、2つの理由があります。

まず一つ目は、認知症予防は誰もがまったく同じことをやればいいのではなく、何に、どれぐらい取り組めばいいのかが、人によって違ってくることです。いわば、パーソナルな予防が重要になります。

体質は人それぞれなので、認知症の原因となる病気のなりやすさも人それぞれです。例えば、脳内に特定のたんぱく質が異常にたまってしまう「アルツハイマー病」には、糖尿病の人がなりやすいことが分かっています。そして、血糖値が高い人は、自分の血糖値をどれぐらいの範囲に抑えればいいのかが、研究によって明らかになっています。

私というサンプルを通じて、「自分の体質によってやるべき対策をどう見つければいいのか」ということを理解していただければと思います。また、私はごく平均的な60代の男性ですので、私自身のやり方がそのまま参考になる方も多いはずです。

そしてもう一つは、認知症予防において大切な「社会活動」は、自分がやりたいことに取り組むのが一番であるため、です。社会活動とは、社会と接点を持つ活動のことであり、例えば、会社で働くことも多くの人が行っている社会活動です。年を取るとほとんどの人が退職して働かなくなりますが、その代わりに何も社会活動を行わないでいると、認知症のリスクが高くなってしまうのです。

　実は私も、この２０２０年3月に、長年勤めた国立長寿医療研究センターを定年退職しました。といっても仕事をゼロにするのではなく、いくつかの病院で診察をしたり、大学で講義をしたりはしますが、自由な時間が増えたので、ゴルフに打ち込んだり、料理教室に通ったり、水泳でバタフライを習ったりするつもりです。こうした余暇活動でも、実は認知症予防になります。

「なんだ、こんな活動でいいのか！」と思っていただけたら幸いです。

　こうして本を書いていると、長谷川和夫先生のことを思い出します。

長谷川先生は、認知症研究の第一人者で、「長谷川式簡易知能評価スケール」の開発者としても知られています。２０１７年、88歳のときに、自らが認知症になったことを公表されました。本も出版されたので、ご存じの方も多いと思います。

そんな長谷川先生は、実は私にとって同じ高校の大先輩であり、同じ認知症研究の分野に身を置いてからは、学会を一緒に運営させていただいたりと、大変にお世話になったのです。

長谷川先生が認知症になられたのには、私もとてもショックを受けました。と同時に、だからこそ、認知症予防についての知識を広く世に伝えなければ、と心に誓ったのです。

現在、新型コロナウイルス感染症の問題で、多くの高齢者が家に閉じこもらざるを得ず、その結果として、認知症の危険にさらされています。

「離れて暮らす一人暮らしの親の様子が心配だ」という相談を私もよく受けます。

この未知の感染症によって、認知症の予防には社会とのつながりがいかに大切かということがよく分かりました。

ぜひ、ご自身や身近な方の脳の健康のために、本書を役立ててください。

少しでもお役に立てたら、これほどうれしいことはありません。

2020年5月　認知症専門医　遠藤英俊

目次

第３章

高血圧と糖尿病はどちらが高リスク？

第4章

認知症を防ぐために「増やしたい食品」「減らしたい食品」

第 1 章

認知症の専門医が自分のためにやっている認知症予防

「定年退職で認知症」を防ぐには？

認知症の専門家はどんな日常生活を送っているか

認知症についての研究が進むにつれて、発症のリスクを減らす方法が少しずつ分かってきました。

リスクをゼロにすることはできませんが、年齢を重ねても認知症になりにくい**生活習慣**や**食生活**などが解明されてきたのです。

認知症にならずに元気に過ごしたいというのは、誰もが願うところです。本書では、最新の研究から分かった認知症予防について、その仕組みから効果的な取り組み方まで、なるべく分かりやすく解説していきます。

特に、長年にわたって認知症について研究してきた医師である私が、日常生活において実際にやっている認知症予防についても、本書では詳しく紹介するつもりです。

私はごく平均的な60代の男性ですので、多くの人に参考になるのではないかと思っています。

さて、認知症予防というとさまざまなトピックがありますが、ここではまず「**定年退職**」から話を始めましょう。

今では、一つの会社に人生を捧げ、60歳になったら定年退職し、余生を悠々と過ごす、という生き方をしている人は少なくなりました。それでも、定年後の再雇用などはあるにせよ、だいたい60~65歳ぐらいのときに、一区切りということで退職することはよくあります。

退職のタイミングでは、どうしても生活のリズムが大きく変わりますが、ここをどう乗り切るかが、認知症を発症するかしないかに関係してくるのです。

まだ定年退職までは時間があるという方でも、会社の先輩が定年を迎え、その前後で様子が大きく変化した、ということに気づいた経験があるかもしれません。

「定年後に会ったら、たった数カ月のうちに、**ガクンと老け込んでいて驚いた**」

という感じです。こういったケースこそ、認知症のリスクに注意しなければならないのです。

校長先生は認知症になりやすい？

仕事を辞めて、しばらくのんびり過ごしたいという人は多いでしょう。確かに、一心不乱に働いてきた疲れをとって、一息入れるのはいいことです。

しかし、会社に行く必要がなくなって「毎日が日曜日」になると、必然的に生活のペースが乱れてしまい、認知症のリスクが増す恐れがあります。

例えば、**通勤の必要がなくなって運動不足になる**のもリスク要因の一つ。また、一日の大半をぼんやり過ごして、**頭を使う機会が減ってしまう**ことも問題です。

さらに、仕事を辞めることで社会とのつながりが途絶え、**周囲から孤立してしまう**ことも大きなリスクとなります。

それぞれの要因については、おいおい詳しく説明をしていきますが、こうしたいろいろな問題が重なってしまうのが、「定年退職」という人生のイベントなのです。

実は、認知症に関わる医療関係者の間で、まことしやかに語り継がれてきた〝俗説〟があ

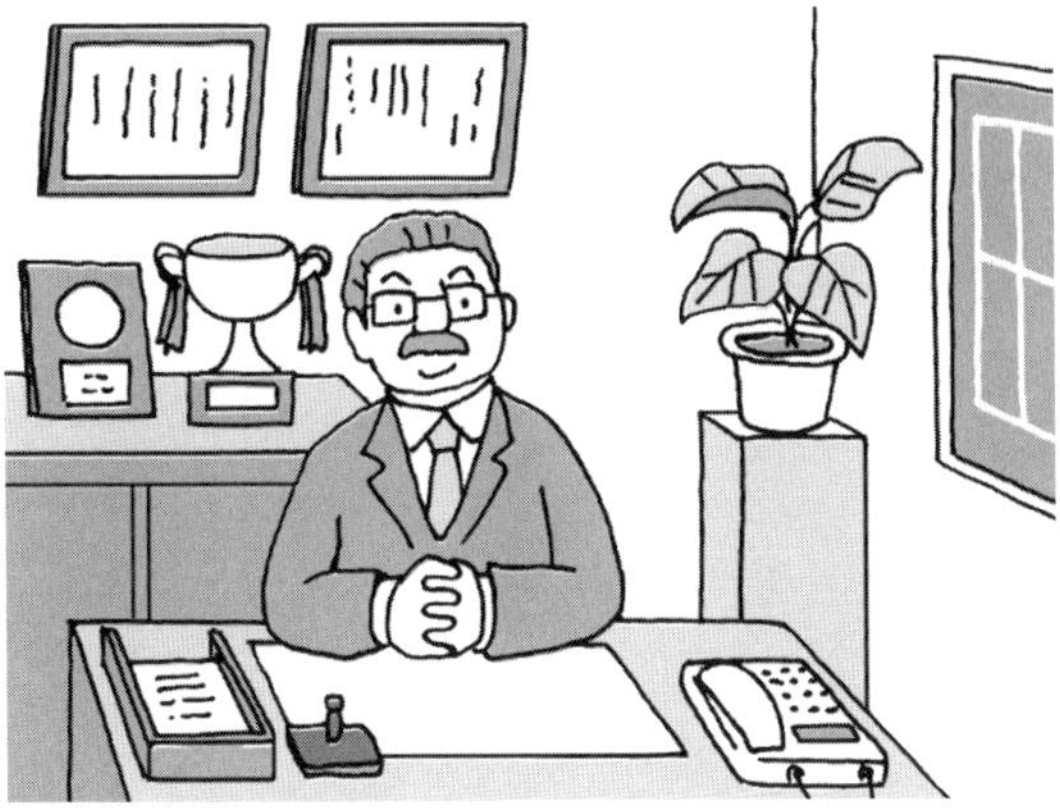

校長先生が定年退職した後に待っているものは……。

ります。それは、「**校長先生**は退職後に認知症になる人が多い」というものです。

この説を証明する論文も研究データもありませんが、「確かにそんなことがあるかもしれない」と思わせる理由があります。

校長先生という職務には、重大な責任がつきまとい、在職中は神経をすり減らすことが多いでしょう。そのため、退職後はのんびりしたいという気持ちはよく分かります。

ところが、在職時と退職後では、生活のペースも周囲の環境も大きく異なるため、体調を崩したり周囲の人びとに溶け込めずに孤立したりして、認知症のリスクを増大させる原因になるのだと考えられます。

また、校長先生が退職後に別の仕事に就く

ということも、従来はあまりありませんでした。

校長先生の場合は、いわば極端な例かもしれませんが、こうした傾向は多かれ少なかれ、定年を迎えた人に当てはまるのではないかと思います。

定年退職というと、その後の金銭的な生活設計ばかりに関心がいきがちですが、認知症予防という点からも心の準備をしておくことをお勧めしたいですね。

なお、校長先生だからといって必ず認知症になるわけではなく、私の患者さんでしっかりと認知症予防に取り組んで、発症せずに老後を過ごしている方もいらっしゃるので安心してください。

定年したら仕事を減らすが、ゼロにはしない

こうやって定年退職の話をしているのには、実はもう一つ理由があります。

私自身が、ちょうどこの本を執筆している２０２０年3月のタイミングで、長年勤めた国立長寿医療研究センターを**65歳で定年退職した**からです。

認知症予防の専門家が、実際にどのようにして定年を迎えたのか。いい機会なので、ま

とめておきましょう。

定年になって、まったく生活が変わるのはよくありません。それまで忙しく働いていたのが急に暇になると、認知症のリスクにつながります。つまり、仕事を急にゼロにするのではなく、ある程度、働いたほうがいいということです。

退職前、私は月曜日から金曜日まで**毎朝5時**に起きて病院に行き、7時15分から仕事を開始していました。病棟での勤務は17時までですが、その後に資料や書類の作成などで**20時15分ごろまで働いていた**のです。

しかも、ここ10年間ぐらいは講演の仕事も多く、学会の集まりや厚生労働省の会議などを含めて、**週に1、2回は国内出張**で日本各地を飛び回っていました。さらに、**年に2、3回は海外出張**もあり、なかなかの激務でした。

それが、定年後からは次のような日課になりました。

まず、**朝は7時に起きる**ようになりました。

そして、**日、月、火は休み**。水から土にいくつかの病院で、非常勤で外来診察を行っています。内訳は、**水と木が3時間ずつ、金は6時間、土は月2回だけで3時間ずつです**。

また、聖路加国際大学や名城大学のほか、愛知県立大学の看護学科などで講義を持って

定年退職前後での生活の変化（著者の場合）

定年前

- 毎朝**5時**に起床。平日は7時15分～17時まで診察等の勤務、その後20時15分ごろまで書類作成など
- 講演や学会、厚労省の会議などで週に1、2回は**国内出張**
- 年に2、3回は**海外出張**

↓

定年後

- 毎朝**7時**に起床。日、月、火は**休み**
- 水～土にいくつかの病院で非常勤で診察（1日3～6時間）
- 平均で月に2、3回は大学などで講義

おり、これは平均すると月に2、3回になります。

勤務時間が減り、朝もゆっくりできるようになったので、体は楽になりました。ただ、これまでのペースが体に染みついているので、こんなに暇でいいのかと思うこともあります。定年後に同じような感想を持つ人も多いでしょう。

しかし、年齢を重ねるにつれて体力が落ちているのも確かですから、**定年を機に仕事のペースを見直す**ことをお勧めします。また、仕事を減らして空いた時間は、ぼんやりとテレビを見て過ごしたりするのではなく、何か新しいことにチャレンジするべきなのです。

ゴルフ、水泳、料理教室の〝効能〟

私の場合、仕事を減らしたことで生まれた時間を

使って、やりたいことはいっぱいあります。ぼんやりしている暇はありません。

例えば、**ゴルフ**。現在のスコアは１２０くらいですが、**１年以内に１００を切る**ことを目標にしています。そのため、レッスンプロについてゴルフを習いたいと思っています。

また、**水泳**の練習にも力を入れて取り組みたいと考えています。これまでできなかった**バタフライ**をマスターし、それで**25mを泳ぎ切る**ことが当面の目標です。

料理教室にも通い始めました。男でも料理くらい作れなくてはなりませんよね。この間は、イタリア料理に挑戦し、「**ティラミス**」も作りました。

さて、ここで挙げたものはすべて、仕事以外の〝遊び〟のように思えるかもしれませんが、どれも認知症予防の効果が期待できるものばかりです。

ゴルフは１回のラウンドで１万～１万５０００歩も歩くので、「**有酸素運動**」になります。有酸素運動とは、酸素をたっぷり体内に取り入れて行う運動のことで、これが認知症の予防につながるという研究がたくさんあります。このほかにもゴルフによる効能はいくつもあるので、詳しくは１６２ページで解説しましょう。

水泳ももちろん、有酸素運動になります。さらに、バタフライという自分にとって新しい泳ぎ方を覚えようとすることが、脳を活性化させることにつながると考えられます。

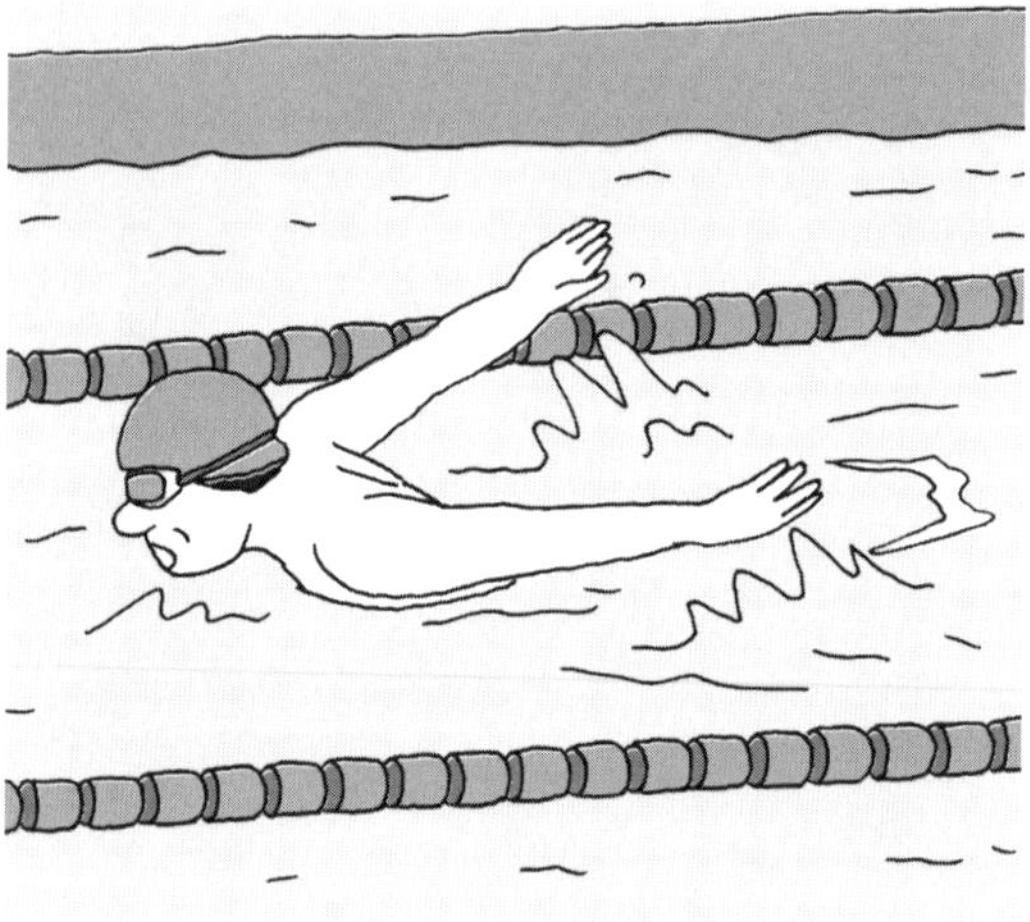

「バタフライを覚えて、25m泳ぐ」という具体的な目標を掲げる。

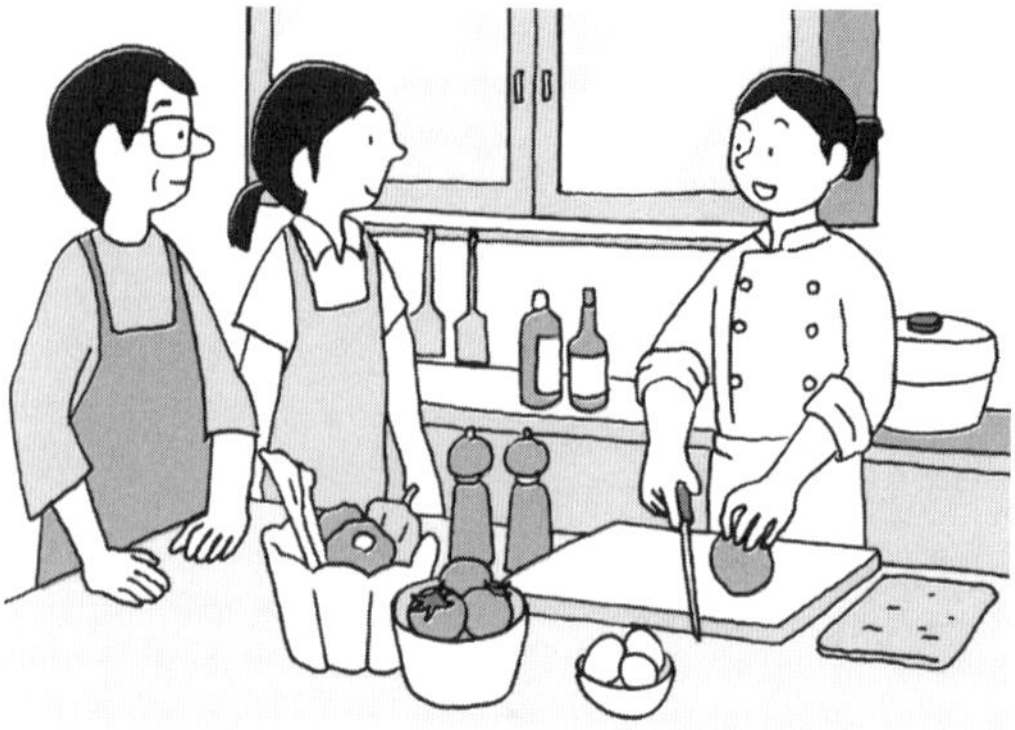

料理教室に通って料理を覚えるのも認知症予防になる。

そして、ゴルフのスコアで１００を切る、バタフライで25mを泳ぐ、など**具体的な数字**を目標に置いていることに注目してください。

数値目標があれば、それを実現しようとがんばろうという気になるものです。しかも、自分で達成できそうな数字にするのがポイントです。「ゴルフのプロになって賞金1億円稼ぐ」などと非現実的な目標にすると、気力が続きませんよね。

料理もまた認知症予防にいいとされています。下ごしらえから調理、盛りつけまで、いくつかの作業を同時進行させながら進めていくので、高度な脳の機能を活用する必要があり、脳の活性化に役立つからです。

体力をつけ、つながりも作る

仕事でも遊びでも、好きなことをするには体力が大事です。

新型コロナウイルスの対策でスポーツジムが閉まっていましたが、再開したらすぐ通い始めたいと思っていました。

特に鍛えたいのは**下半身の筋力**です。見栄えだけを考えるならば、ボディビルで上半身を鍛えるのがいいかもしれませんが、高齢者の体力低下は足腰からやってくるので、下半身を中心に鍛えることを考えています。

実は、体力をつけること自体も認知症対策の一つです。筋肉が衰えて「**フレイル**」と呼ばれる虚弱状態になると、認知症のリスクが高まることがさまざまな論文から明らかになっています。

虚弱状態となって家から外に出る機会が少なくなることで運動不足となり、それが食欲の減退や、骨折、そして抑うつ状態などを招き、どんどんと悪循環になってしまいます。

また、スポーツクラブに通うことで得られる効果がもう一つあります。

私は、正しいトレーニングのやり方を、パーソナルトレーナーさんに教わりたいと考えています。さらに、通い続けることで、新たなトレーニング仲間ができるのではないか、とも期待しています。

つまり、新たな〝**つながり**〟ができるのです。スポーツクラブで知り合いが増えることも、社会との関わりの一つです。

定年退職によって仕事をしなくなり、社会との接点がなくなると、認知症のリスクにつながると述べました。だからこそ、定年後の再雇用でもアルバイトでもいいので、仕事を続けることに意味があります。

そして、仕事以外の活動でも、社会との関わりが持てるよう工夫しましょう。仲間と一緒にゴルフのラウンドを回るのもいいですし、ボランティアで地域と関わるのもいいですよね。

まとめると、定年後の生活においてどんな活動に取り組むのかは、自分の興味関心のほか、**社会的なつながりが持てるかどうか**も考慮しながら決めていくのがよいということです。

週に1、2回はちょっとおしゃれをする

ここまで、私が定年の前後でどのように生活を変えたのかについて説明してきました。

とはいえ、「こんなに忙しくしないとダメなの？　もっとのんびりしたいよ」と思った方もいるかもしれません。私自身は、退職前がかなり忙しかったので、そうは感じていないのですが……。

もちろん、1週間のスケジュールをしっかり埋めなければいけないわけではありません。

ゆっくり過ごす時間があってもいいのですが、**暇を持て余してばかりいるのはダメ**。要はメリハリをつける、ということです。

例えば、仕事がなかったとしても、週に1、2回は、きちんとした格好をして外出する。ネクタイまではしなくていいので、**気の利いたジャケット**でも着て、散歩するだけでも気分が変わります。女性なら、お気に入りの服を着て出かけましょう。こうやって生活にメリハリをつけるのです。

することがないからといって、1日じゅうパジャマで家に籠もっているようでは、認知症のリスクは増大するばかり。見た目にも老け込んでしまいます。

逆にいえば、**見た目にも気を使う**ことが認知症予防につながります。

定年後にも仕事を続けていたり、好きな趣味などの活動を積極的に続けたりしている人は、見た目にも若いままでいることが多いように私は感じています。

ですから、1日に1回は、鏡で自分の顔をじっくりと見ることも、認知症予防なのだといえるでしょう。

認知症を引き起こす「9つのリスク」

自分次第で改善できる認知症のリスク要因

昔と違い、医療の進歩や栄養状態の改善によって、定年後も長生きができるようになりました。

厚生労働省が発表した２０１８年の「簡易生命表」によれば、今65歳の人の平均余命は、男性が１９・７歳、女性が２４・５歳となっています。

つまり、**65歳で定年を迎えても、平均で20～25年は人生が残されている**わけです。

その長い時間を、どうすれば認知症にならずに元気に過ごせるのでしょうか。

ヒントは、２０１７年7月にイギリスの医学雑誌『ランセット（Lancet）』が発表した研究

改善できる認知症の9つのリスク要因

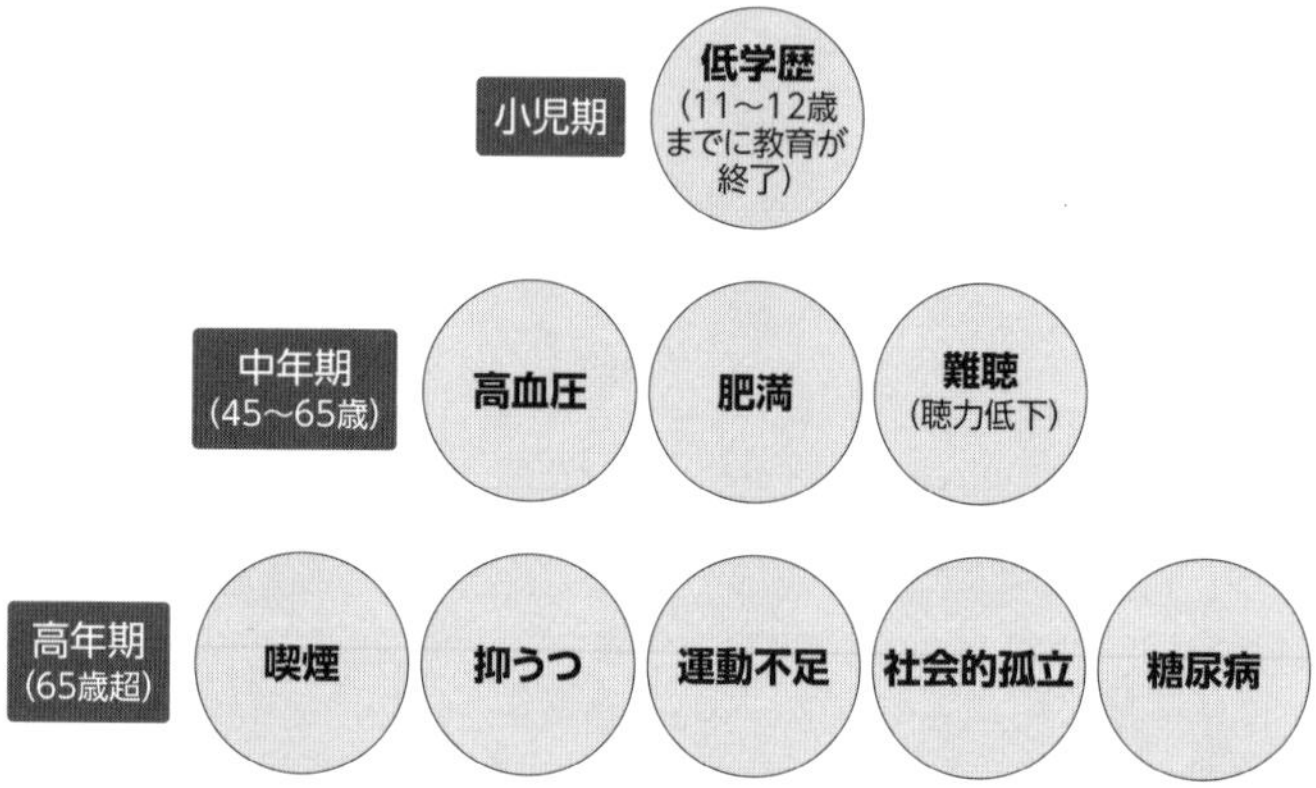

結果にあります（Lancet 2017; 390: 2673–734）。アルツハイマー型認知症の発症リスクを高めるさまざまな要因のうち、「**自分次第で改善できる9つのリスク要因**」が分かったというのです。それらを上図にまとめておきます。

9つのリスク要因は、年齢によって分かれています。65歳超の「高年期」では、「**喫煙**」「**抑うつ**」「**運動不足**」「**社会的孤立**」「**糖尿病**」の5つが挙げられています。

65歳超というと、まさに定年後です。定年後に家に閉じこもって、運動不足になったり、社会的に孤立してしまったりすることが認知症のリスクにつながることは、すでに述べた通りです。

このほか、タバコを吸っている人は禁煙をすることが大切です。また、糖尿病を患っている人、あるいは血糖値が高めで糖尿病の予備群の人は、きちんと血糖値を下げる生活を送ることが、認知症予防になります。

抑うつとは、気分が落ち込んで活発に活動できない状態のことです。抑うつを避けるためにも、定年後も仕事を続け、外に出て働いたり、趣味や遊びの活動を通じて社会的なつながりを保ったりすることが重要です。

40代、50代から取り組むべきこと

定年後にやるべき認知症予防について話をしてきましたが、先ほどの「9つのリスク要因」を見ると、実はそれよりも前から取り組んだほうがいいことがあると気づくでしょう。

小児期、つまり子どもの頃の「**低学歴**」もリスク要因です。ただしこれは、「11～12歳までに教育が終了」とあるので、今の日本人は問題ありません。それでも、学歴は高いほど認知症になりにくいともいわれています。大人になってからの勉強が認知症予防にどのような影響を及ぼすかについては、次の章で解説します。

問題は、中年期（45～65歳）です。「**高血圧**」「**肥満**」「**難聴**」の3つがリスク要因に挙げられ

ています。

40代や50代の人は、「認知症は年寄りがなる病気だから、今から心配しても意味がない」と思っているかもしれません。確かに、若年性の認知症を除けば、認知症を発症するのはほとんどが70代以上です。そのため、認知症予防といっても自分のこととしてピンとこないのも無理はありません。

しかし、高血圧、肥満、難聴の３つについては、40代の頃からきちんと対策をとらなければ、将来、認知症を発症するリスクが高まってしまうのです。

血圧が高いと、血管の壁が硬くなる「動脈硬化」が進んでしまいます。動脈硬化により脳梗塞や脳出血のリスクが高まると、それらが原因となる「血管性認知症」にもなりやすくなります（詳しくは83ページ）。

ですから、血圧は、正常である**130/80mmHg**以下を目標にしたいものですが、高血圧とされる**140/90mmHg**を下回ることをまずは考えましょう。

また、**肥満**と高血圧は密接に関係しています。つまり、太っている人ほど血圧が高くなりやすいのです。また、肥満を放置すると、高血圧だけでなく、糖尿病にもなりやすくなるので、それが高年期におけるリスクとなります。

そして、**難聴**にも注意しなければなりません。年を取って耳が遠くなることを「**加齢性難聴**」といいますが、早い人は50代でも**補聴器**が必要なほど難聴が進んでしまいます。早くから進んでしまった難聴をそのままにして、補聴器を使わずに過ごしていると、脳に対する聴覚からのインプットが少なくなり、それがやがて抑うつ状態を招いたり、認知症につながってしまうのです。補聴器の活用方法などは、１０１ページで解説します。

なお、この「9つのリスク要因」はとても重要なので、本書のなかで繰り返し言及していきます。

血圧を下げる薬はきちんと飲む

さて、私自身が認知症予防のために取り組んでいることに話を戻しましょう。

すでにお話ししたように、定年後にも非常勤としていくつかの病院で診察を行ったり、大学で講義を持ったりしていますが、定年前に比べると、働く時間は短くなっています。

そして、空いた時間は、料理教室に通ったり、ゴルフのレッスンを受けたり、水泳を習ったり、といった活動にあてるスケジュールを予定しています。

これにより、運動不足や社会的孤立を防ぐとともに、それらによって引き起こされる抑うつや糖尿病を避けることができると考えています（タバコはもともと吸っていません）。

そして、40代や50代から取り組むとよいとされる、高血圧や肥満についてはどうでしょうか。

私は以前から血圧が高いので、**50代から降圧薬を服用**しています。血圧が高い人は、まずは食事の塩分を減らしたり、運動によって血圧を下げたりする努力が必要ですが、それでも難しい場合は、降圧薬を利用します。

降圧薬には、いろいろな種類がありますが、**ＡＲＢ**（アンジオテンシンⅡ受容体拮抗薬）、というタイプの薬が、最も認知症リスクを下げるという調査結果があり（日本神経学会「認知症疾患診療ガイドライン２０１７」）、私もこれを服用しています。

血圧を下げる薬を飲み続けるのはわずらわしいと思う方もいるようですが、きちんと薬によって血圧を下げておくことが認知症予防においては大切なのです。

肥満対策はどうでしょうか。人によって体形が違うので、目標とする体重はそれぞれです。ですから、一般的に**30代の頃の体重を目標**にするのがいいでしょう。

私の場合はというと、仕事が忙しかったこともあり、たまにジョギングやゴルフをしていたものの、定期的には運動できていませんでした。そのため、60代半ばの現在は、30代の頃と比べると**10キロほど**体重が増えてしまっています。

とはいえ、短期間で10キロ減量すると体に悪いので、**まずは5キロ**痩せられるよう、体を動かそうと考えています。

中年期はメタボ対策をしっかりやる

食事は、毎日3回食べるものなので、認知症予防に限らず、健康に大きな影響を与えます。

血圧が高めという方は、食事での塩分のとりすぎに注意してください。日本人は総じて塩分摂取量が多いといわれていますから、味付けが濃いものが好きで高血圧になっている人は、食事を見直さなければなりません。私も塩分には気をつけています。

また、会社の健康診断などで**メタボリックシンドローム**（メタボ）といわれた方は、食べすぎ、飲みすぎに注意しましょう。

40代、50代の肥満は、メタボにつながり、高血圧や糖尿病、脂質異常症などの生活習慣病のリスクを上げてしまいます。これらはそのまま、将来の認知症のリスク要因になります。

ですから、**中年期にメタボを克服する**ことが、認知症予防においても重要だということです。太っている人は、食事制限するなどして、減量に努めましょう。

ただし、ダイエットが常に健康にとってプラスかというと、そうではありません。特に、60代半ばをすぎると、食事に対する考え方を変えなければなりません。

健康のためには、バランスのとれた食事が一番です。そのうえで、太らないようにするためには、脂っこいものは避けるのがいいと思うでしょう。

そして、年を取ってくると、だんだんと身体的な活動量が減ってくるので、「粗食でいい」と言いながら、食べる量を減らし、野菜中心のあっさりしたメニューに切り替えてしまう人もいます。

実は、それが老化を早め、ひいては認知症のリスクを高めてしまうのです。

60代半ばをすぎたらたんぱく質を意識してとる

私は、40代、50代の頃は、メタボ予防として食べすぎないように気をつけていました。

付き合いの会食などがあって仕方ないときもありましたが、食べすぎたと思ったら翌日は

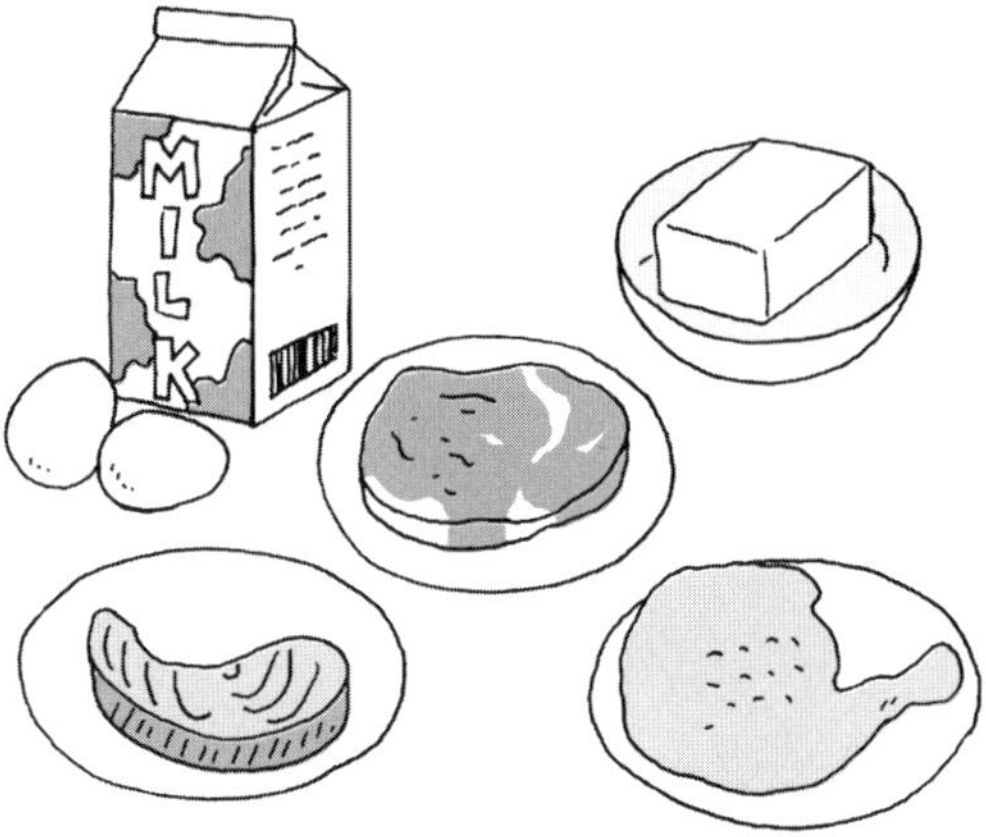

60代半ばをすぎたら、たんぱく質はしっかりとろう。なるべくいろいろな食品からとるのがコツ。

食べる量を減らすなどの工夫をしていました。

そして、60代半ばになった今では、食事に関して心がけていることが2つあります。それは、意識して**たんぱく質**をたっぷりとること。そして、なるべく**多様な食品**を食べることです。

たんぱく質は、人間の臓器や筋肉、皮膚などの材料になる、とても重要な栄養素です。たんぱく質が不足すると、**筋肉の量が減り**、筋力が衰えてきます。これが「**サルコペニア**」という状態です。

サルコペニアのまま何も対策をとらないと、やがて先ほど述べたフレイルの状態になり、足腰が弱くなって転倒しやすくなります。高齢者が転ぶと、そのまま**骨折、寝たきり**へと至る可能性が高い、という話を聞いたことがある人も多いでしょう。寝たきりになると、認知症のリスクは格段に高くなります。たんぱく質は、ご存じのように、**肉や魚、牛乳や乳製品、卵、納豆などの豆類**に多く含まれています。なるべくいろいろな食品からたんぱく質をとるのが大切です。

年を取ったら「肉なんてあまり食べたくない」と思うかもしれませんが、むしろ肉もしっかり食べたほうがいいのです。私は、**週に2回は肉を食べる**ようにしています。

そして、なるべく多様な食品をとっている人のほうが認知症になりにくい、という論文もあります。これは、私が長く勧めていた国立長寿医療研究センターの研究結果です(Geriatr Gerontol Int. 2017 Jun;17(6):937-944.)。

この研究については１３４ページでも詳しく説明しますが、これに関連して、私は豆類、牛乳、野菜、海藻、青魚などを幅広く食べるようにしています。

認知症予防ならカレーと柑橘類！

ところで、食べるだけで認知症予防の効果が得られる食品があったらいいのに、と思う人もいるかもしれません。

今、それに一番近いと思われるのが、意外かもしれませんが「**カレー**」です。カレーに認知症予防の効果があるのではないか、という論文がいくつも発表されています。

実際、私も**週に2、3回はカレーを食べています**。

カレーの何がいいのかというと、香辛料として使われている**ターメリック**です。ターメリックには、「**クルクミン**」というポリフェノールの一種が含まれており、これがアルツハイマー型認知症を防ぐ働きがあるのではないかと考えられています。

カレーにはほかにも健康効果があるので、114ページで詳しく解説しましょう。

もう一つ、認知症を防ぐ効果が期待できる食品といえば、「**柑橘類**」です。

柑橘類に含まれる「**ノビレチン**」というポリフェノールの一種が、脳の神経細胞を活性化させる効果があると考えられています（詳しくは123ページ）。

さまざまな柑橘類のなかでも、ノビレチンを多く含むのが「**シークワーサー**」です。私は、沖縄が原産のシークワーサーのジュースを飲むようにしています。

ここでは、カレーとシークワーサーを紹介しましたが、いくらこの2つがいいからといって、カレーとシークワーサーばかり食べ続けていては、栄養が偏ってしまって、やがて病気になってしまいます。

同じ食品ばかり食べ続けるのではなく、先ほども述べたように、なるべく多様な食品をとることが認知症予防のうえで大切なのです。

健康のためには、バランスのよい食事が一番。しかも、同じ種類のものばかり食べるのではなく、なるべく多様な食品をとり、そのうえで、カレーや柑橘類など、認知症予防の効果が期待できるものを加えていく、というのが賢いやり方なのです。

認知症になる前に天寿を全うするには？

「アルツハイマー病」は40代から始まっている！

現在、日本人の平均寿命は、男性が81歳、女性が87歳です。

私の願いは、少なくともその男性の**平均寿命である81歳まで元気に生きること**です。しかも、なるべく死ぬ直前まで元気に過ごして、ポックリいくことが望ましいと考えています。いわゆる「ピンピンコロリ」です。

これは、多くの人に共通する願いではないでしょうか。

そのためには、体力を維持しながら、認知症の予防にも取り組むことが不可欠です。

ところで、『ランセット』で紹介された、アルツハイマー型認知症の「改善できる9つのリスク要因」のなかには、40代、50代における**高血圧**や**肥満**なども含まれていました。

つまり、中年期から認知症予防に取り組んだほうが、ベターであるというわけです。それはなぜでしょうか。

アルツハイマー型認知症は、認知症のなかで最も多く、全体の約7割にもなります。ですから、このタイプの認知症を予防することがまず重要です。

そして、アルツハイマー型認知症は、「**アルツハイマー病**」という病気によって引き起こされます。

アルツハイマー病とは、脳内にアミロイドβと呼ばれるたんぱく質が蓄積し、それがやがて、神経細胞の破壊につながっていきます。このたんぱく質の異常な蓄積は、実は、**40代後半からすでに始まっている**のです。

アミロイドβの蓄積によって、すぐに何か症状が起きるわけではありません。アミロイドβの蓄積が始まって認知症が発症するまでは、**20年から30年以上**もかかるといわれています。

ですから、80歳で認知症を発症した人でも、50代から、いや場合によっては40代から徐々にアルツハイマー病が進んでいたと考えられます。

そのため、40代、50代でも、なるべくアミロイドβの蓄積を抑えるために、生活習慣に気をつけることが大切なのです。

そして、脳内にたんぱく質が蓄積していったとしても、必ず認知症を発症するわけではありません。きちんと対策を続けていけば、発症する前に天寿を全うすることも可能なのです。

コロナ問題で明らかになった一人暮らし高齢者のリスク

この本を手にした人のなかには、私と同世代の60代で、老後の生活が気になり始めたという方や、まだ40代、50代で、認知症というと自分の親世代のほうが気になるという方もいるでしょう。

最近、よく相談を受けるのが、家に閉じこもっている高齢者に認知症のような症状が見え始めた、というものです。

新型コロナウイルスの問題によって、ハイリスクの高齢者は外に出ることができず、また感染予防のために、離れて暮らす子どもたちも会いにいけないという状況が続いてしまいました。

こうした状況によって、認知症のリスクの重要な側面が明らかになったといえます。

それは、年を取って〝**つながり**〟が失われた生活を送っていると、一気に認知症のリスクが高まってしまう、ということです。

テレビをつけても、コロナ関連の気分が暗くなるニュースばかり。この感染症で亡くなるのは70代や80代の高齢者が多いので、外出もままなりません。

そうやって家に閉じこもっていると、気分が落ち込み、抑うつ状態となり、ますます認知症のリスクが高くなってしまいます。

私たち人間は、誰かと話すことで脳の神経細胞同士のやり取りが盛んになり、特に言語を司る「**前頭前野**」という部分が活性化されていきます。

この前頭前野は、記憶、学習、コミュニケーションのような高次の機能を担当し、人間らしく生きるために不可欠な部分です。家に一人でいて誰とも話さないでいると、前頭前野の活動が衰え、やがて認知症につながってしまいます。ですから、離れて暮らす高齢の親が心配という方は、テレビ電話などで毎日会話をするといいでしょう。

認知症予防は、「食事」「運動」「社会活動」が3本柱です。このうち、**社会活動**によってつながりを作ることがいかに大切かが、コロナの問題からも分かると思います。

また、現在は高齢者の一人暮らしが増えていますから、社会全体でサポートし、認知症を防ぐ仕組みが必要になってきているのです。

定年後には外へ出よう！

社会活動について考えるきっかけとなるのが、これまでお話ししてきた**定年退職**でしょう。

会社で働くという、それまで多くの時間を費やしてきた社会的な活動がなくなってしまうのですから、その影響は計り知れません。

人間関係のほとんどが会社や仕事に関係したものだったという人が定年を迎えると、日常生活で会話をする機会がほとんどなくなる恐れもあります。実際、一人暮らしの高齢男性のなかには、何日も会話の機会がない人も珍しくないのです。

結婚している男性なら安心かというと、そうとも限りません。

令和の時代になり、女性も男性と同様に仕事をするのが当たり前になっていますが、現在、定年退職のタイミングにある60代というのは、まだ男性が外で働き、女性が専業主婦という家庭も多いでしょう。

家事や近所づきあいに無頓着で、専業主婦である妻に任せきりだったという男性が、退職後に新しい社会活動を始めることもなく、家でぼんやりテレビばかり見ている……。こうした状況こそが問題なのです。

そんな男性は、熟年離婚を切り出されてもおかしくないですよね。

ですから、男性は定年を迎えたら、積極的に**新しい趣味や勉強**にチャレンジしたり、気分転換に遠出したりと、外で何か活動を始めることをお勧めします。

妻の側も、そうした取り組みを後押ししてあげましょう。英会話教室や音楽教室などに通うとなると、もちろんお金がかかります。ですが、認知症予防になると考えれば、安いものです。

さて、女性のほうはどうでしょうか。女性は近所づきあいが比較的得意ですし、カルチャースクールに通ったりしながら、仕事以外でも人間関係を作ることが多いでしょう。しかし、女性の場合は**体力や体の痛みの問題**によって、閉じこもりがちになることが多いといえます。特に、これまでほとんど運動したことがなく、体力に自信がないという人は注意が必要です。

私の母親は、以前はよくプールで泳いだり、コーラスなどの趣味の集まりに積極的に参加したりしていました。ところが、87歳の今、「体が疲れる。足が痛い」といって出歩く機会が減ってしまっています。同じような人は多いかもしれません。

足が痛いという人でも、整形外科で適切な治療を受けて、歩いて体を動かすようにしましょう。痛いといって歩かないでいると、足の筋肉が衰えてフレイル（虚弱）になり、認知症のリスクを高めてしまいます。

料理と麻雀にチャレンジする

私が料理教室に通おうと思ったのは、これまでやったことのない分野に挑戦したかったからです。

先日は、**イタリア料理**の前菜からメイン料理、そしてデザートまで作りました。イタリア料理は、多様な食材を用い、体にいいとされるオリーブオイルを使う「地中海料理」の仲間で、生活習慣病や認知症のリスクを低下させる食事だと認められていますので、以前から興味を持っていました。

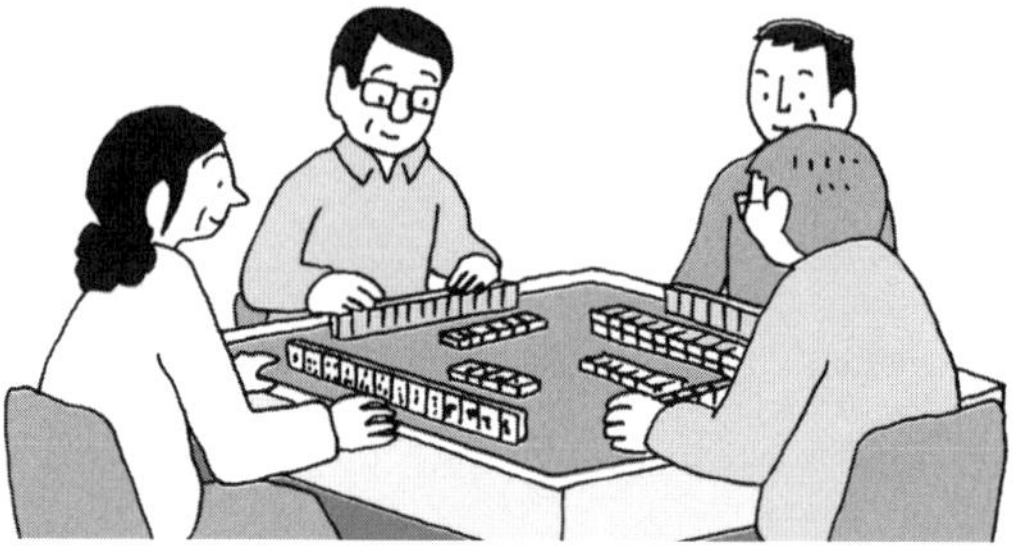

麻雀は脳が活性化されるゲームの一つ。

それに、料理教室では、これまで仕事のうえで付き合ってきた人たちとは違うタイプの人と出会えるので、それが新しい刺激になります。また、作った料理をＳＮＳにアップすると、友人から「いいね」やコメントをもらったりするので、これもまた、社会的なつながりを保つことになります。

さらに、料理だけでなく、**麻雀**を本格的に学ぼうと思っています。プロの雀士について、月に1回程度、勉強する予定です。

麻雀というゲームは、役を覚えなくてはいけませんし、ほかの人の手の内も推理する必要があります。状況判断が大切ですし、もちろん点数の計算もしなくてはいけません。頭を使うので、認知症予防にうってつけのゲームといっていいでしょう。

同様に、オセロ、囲碁、将棋のようなゲームも、思考力や集中力が必要になるために、脳を活性化する効果が期待できます。

特に麻雀は、**４人で行う**というのも大きなポイントです。顔を合わせて**わいわい交流**しながら楽しむことは、社会活動の一つといえるからです。

喫茶店でモーニングを食べるのも社会活動

定年退職を控えた60代の男性といえば、自分は**社交的なタイプではない**という人も少なからずいるでしょう。

「料理教室に通うなんて、自分にはハードルが高い」と思う人もなかにはいるかもしれません。

もちろん、それがストレスに感じるのであれば、無理に苦手なことをする必要はありません。

では、どうすればよいのでしょうか。

社会活動という言葉を、そんなに大げさにとらえなくてもいいのです。

喫茶店に毎日顔を出して、マスターと話をすることだっていいでしょう。私の地元は名古屋で、モーニングが出される喫茶店が近所にたくさんあります。そこで朝食をとれば、常連さんと自然と顔なじみになるはずです。

こうした、１００点満点中、60点くらいの活動でもいいのです。

新しい知人を増やすのがおっくうなら、**昔からの友人**にときどき会うのでもいいですよね。自分が幹事役を引き受けて、みんなに連絡して集まりを企画すれば喜ばれるでしょう。これだって立派な社会活動です。

年を取ってから、同世代の知人や友人と会って、昔のことを語り合うのも認知症予防に効果的であるという研究があります。昔の記憶を呼び起こすことで、脳の前頭前野が活性化するのです。

旅行もお勧めです。日常生活とは違った体験をすることで、脳へ刺激を与えられます。できれば、自分でテーマを決めて、温泉めぐりでも歴史を訪ねる旅でもいいので、主体的に行動するのがよいと思います。

そして、旅先で見聞きしたことを、後で誰かに話すことでも、脳の前頭前野は活性化しますし、社会的なつながりも保つことができるのです。

人生１００年時代といわれていますが、ただ長く生きるだけでは不十分。できれば、要介護や要支援になることなく、元気で生きたいと思うものです。

そのために、認知症予防に効果が期待できる社会活動についてお話ししてきたわけですが、こういった社会活動は、そのまま**あなたの人生を豊かにする**ものばかり。

最後まで豊かな人生を謳歌するためにも、自分らしく、いろんな活動に取り組んでいきたいものです。

第 2 章

認知症はどこまで予防できるか？

認知症予防は子ども時代から？

欧米ではなんと認知症患者が減っている！

今、日本では、認知症の患者さんが増えています。

高齢人口が増加しているのですから、認知症の患者が増えるのは当然だと思う方が多いでしょう。

事実、内閣府が発表した『高齢社会白書』によれば、**２０１２年に65歳以上の認知症患者数が４６２万人だったのに対して、２０２５年には約７００万人**となり、５人に１人が認知症になると見込まれています。

ところが、そんな〝常識〟をくつがえす研究結果が、欧米で相次いで発表されています。

65歳以上の認知症患者の推定人数と推定有病率

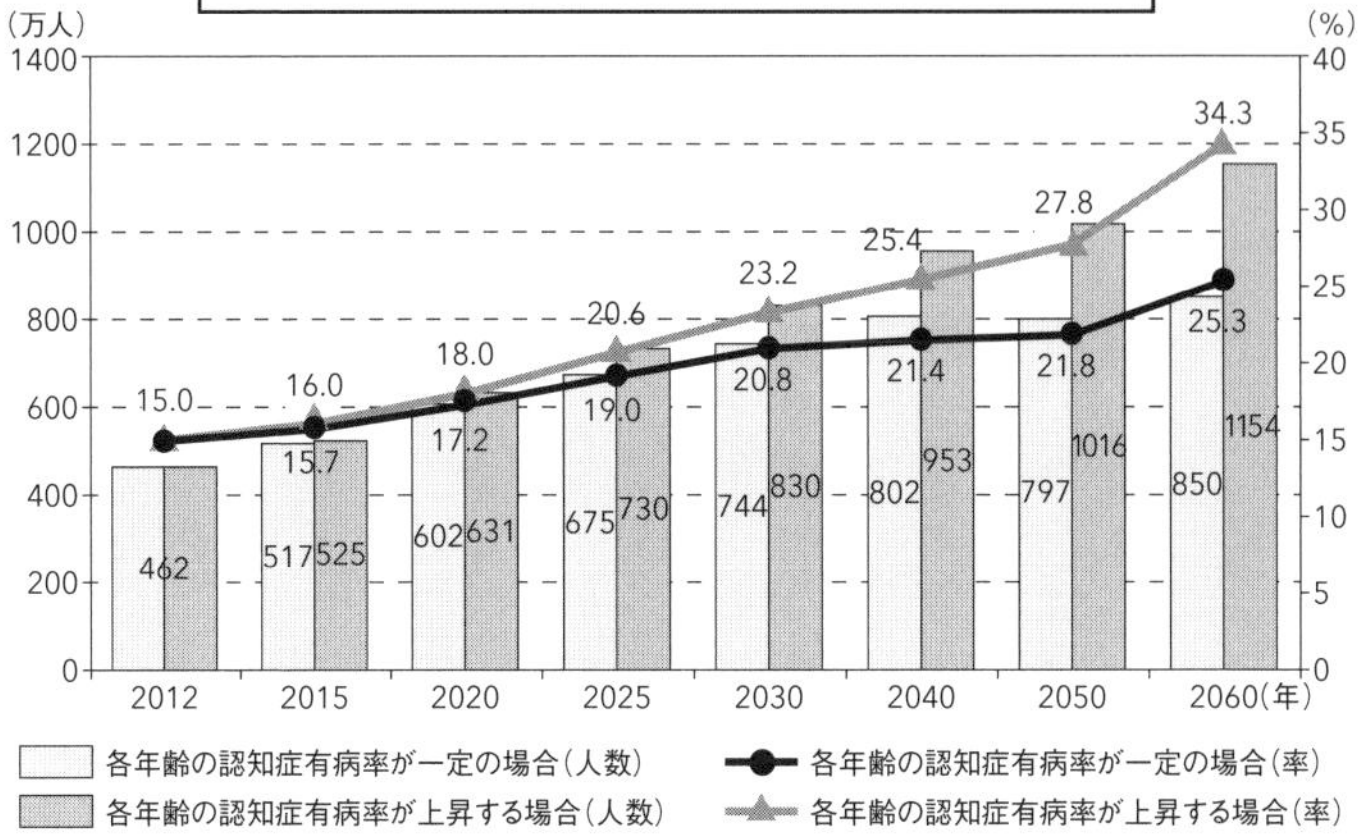

長期にわたって認知症の有病率調査を行っている福岡県久山町研究データに基づいた推計。各年齢の認知症有病率が2012年以降も一定とした場合と、2012年以降に上昇すると仮定した場合について示す。（出典:内閣府「高齢社会白書2017年版」）

２０１７年１月、米ミシガン大学のグループが報告したところによれば、アメリカにおける**65歳以上の認知症患者の有病率が、２０００年の１１・６％から２０１２年には８・６％と有意に低下していました。**12年間に2割を超える減少です（JAMA Intern Med.2017; 177: 51-8.）。

同じような研究結果は、アメリカだけでなく、**イギリス**（Lancet. 2013; 382: 1405-12.）、**オランダ**（Neurology. 2012; 78: 1456-63.）などからも報告されています。

もちろん、これらの国々でも日本と同様に高齢化が進んでいます。それでも、認知症患者が減っているのはなぜでしょうか。

実は、ここに認知症に対する認識を改め

るカギがあります。

一般に、認知症は防ぐことができない病気と考えられているかもしれませんが、欧米の研究結果を詳しく分析することによって、ある程度予防することが可能であると分かってきたのです。

これこそが、これまであまり語られてこなかった、認知症予防の重要な側面であるといえるでしょう。

9つのリスク要因を避けることで認知症を予防

加齢にともなって認知症のリスクが高まることは、どなたもご存じのことでしょう。また、認知症にはある程度、遺伝的な要因が関係していることも知られています。

そうしたことから、認知症に対して、年を取ると避けられない運命的なものだと感じている方が多いかもしれません。

しかし、認知症は「絶対に避けられない運命」ではありません。最近の研究によれば、生活習慣を改善することによって、発症の可能性を一定程度減らせることが分かってきたの

改善できる認知症の9つのリスク要因

危険因子	相対リスク	人口寄与割合
小児期		
低学歴（11～12歳までに教育が終了）	1.6倍	8%
中年期（45～65歳）		
高血圧	1.6倍	2%
肥満	1.6倍	1%
難聴（聴力低下）	1.9倍	9%
高年期（65歳超）		
喫煙	1.6倍	5%
抑うつ	1.9倍	4%
運動不足	1.4倍	3%
社会的孤立	1.6倍	2%
糖尿病	1.5倍	1%

「相対リスク」はリスク要因を持つ人が持たない人に比べてどれだけ認知症になりやすいか、「人口寄与割合」は社会全体で認知症患者がどの程度減らせるかを示す。（出典：Lancet 2017; 390: 2673-734）

です。

2017年7月、イギリスの権威ある医学雑誌『ランセット（Lancet）』の認知症予防・介入・ケアに関する国際委員会は、それまで発表された数々の研究結果を解析しました（Lancet 2017; 390: 2673–734）。その結果、すでに28ページでご紹介したように、認知症の発症リスクを高めるさまざまな要因のうち、「自分次第で改善できる9つのリスク要因」があると発表したのです。

そのリスク要因とは、「**低学歴**（11〜12歳までに教育が終了）」、「**高血圧**」、「**肥満**」、「**難聴**」、「**喫煙**」、「**抑うつ**」、「**運動不足**」、「**社会的孤立**」、「**糖尿病**」の9つです。

さらに、これらのリスク要因の「相対リスク」（リスク要因を持つ人が持たない人に比べてどれだけ認知症になりやすいか）と、リスク要因を排除できた場合の「人口寄与割合」（社会全体で認知症患者がどの程度減らせるか）を推計しています。

この9つのリスク要因を排除することが、認知症の発症を予防する最善の策です。また、このリスク要因をすべて排除することができれば、単純計算ですが、認知症患者を最大で35％減らせる可能性があることになります。

「学歴」が認知症の発症を左右

9つのリスク要因は、年齢別に「**小児期**」、「**中年期**（45〜65歳）」、「**高年期**（65歳超）」という3つに分けられています。

注目すべき点がいくつかありますが、なかでも「低学歴」による認知症リスクが高いことに驚いた方も多いことでしょう。学歴が低いことで個人の認知症リスクは**1・6倍**とな

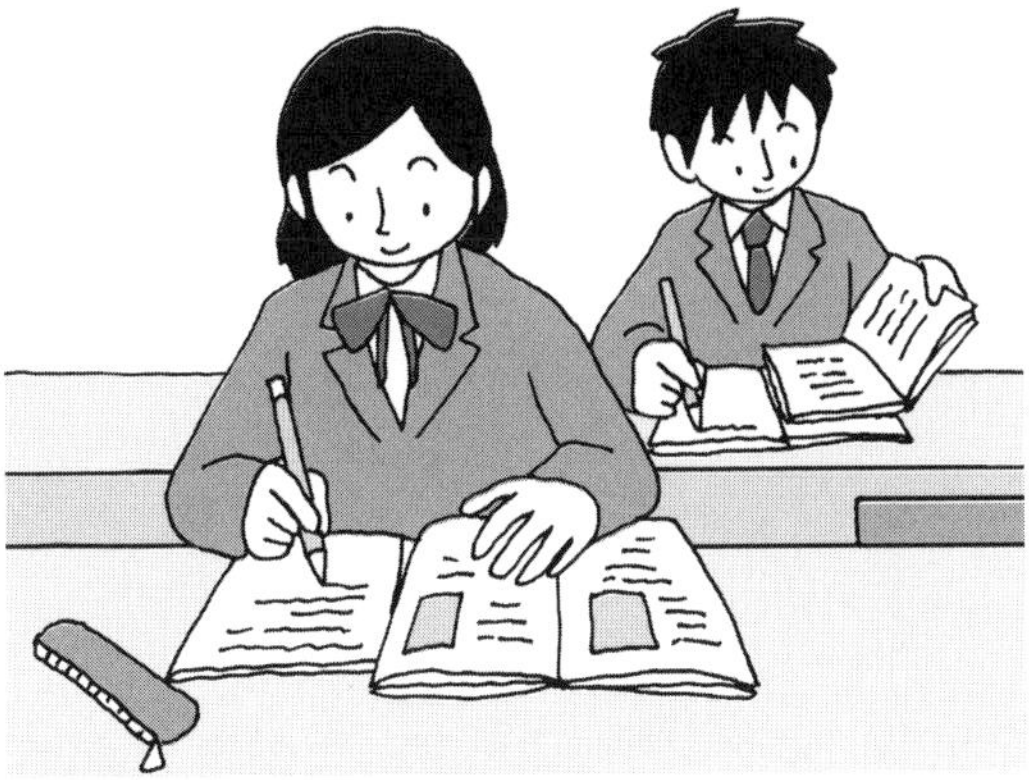

認知症予防は子ども時代から。若い頃の勉強が後で役立つ?

り、これを解消するだけで認知症患者は**8%減る**というのです。

認知症というと年を取ってからの話かと思うかもしれませんが、実はその発症リスクは、若い頃の学歴によっても左右されるというわけです。

逆にいえば、学歴が増すことによって認知症のリスクが減ることを意味しています。昔から、学歴の高い人や勉強をよくする人は認知症になりにくいといわれてきましたが、それが裏付けられたといってよいでしょう。

実は、欧米で認知症患者が減っている背景には、この影響が大きいと研究者は指摘しています。過去の高齢者に比べて現在の高齢者のほうが学歴が高いために、認知症を発症する人が減っているというわけです。

『ランセット』の調査では、「低学歴」を「**11〜12歳までに教育が終了**」としているので、日本でいえば小学校を卒業してすぐに社会に出たような人に当たります。

現在の日本ではそうした人はほとんどいませんが、戦前には尋常小学校や高等小学校を出てすぐに仕事を始める人が大勢いました。義務教育であった尋常小学校を卒業するのは12歳、高等小学校に進学しても14歳でしたから、そのあたりで学歴を終わらせることになると、まさに『ランセット』が指摘する「低学歴」に相当するわけです。

これまでの日本の高齢者には、戦前生まれの低学歴の方が多かったために、全体的に認知症の発症率が高かったのだと考えられます。しかし、戦後の学制改革で義務教育が中学校までとなり、多くの人が高校や専門学校に進学するようになりました。さらに昭和30年代になると、大学に行く人も増えてきました。

高齢者の学歴が高くなっていくことで、今後の日本は、欧米諸国と同様に認知症患者が減っていくのではないかと推定できます。

先ほど、内閣府の『高齢社会白書』では、65歳以上の認知症患者数が２０２５年には約7００万人になると推計されていると述べましたが、もし認知症の発症率がこれまでよりも下がれば、患者数はもっと少なくなるかもしれないのです。

認知症予防は子ども時代から

現在、日本では15歳までが義務教育ですので、「11～12歳までに教育が終了」という条件は基本的に満たされていますが、それで十分かというと、そうとも限りません。

詳しくは後ほど説明しますが、しっかりと勉強する期間は、できるだけ長いほうがいいのです。親の立場からすれば、子どもが勉強に向いていないからといって中学卒業で教育を終わらせるのではなく、少なくとも高校あるいは専門学校に入れて学歴を少しでも伸ばすことが、将来の認知症予防につながると考えられます。

つまり、認知症の予防は、子ども時代から始まります。自分の子どもや孫に学歴を与えることは、その子にしてあげられる大切な投資といってよいでしょう。

では、なぜ学歴が高いほど認知症になりにくいのでしょうか。

その理由は、高学歴の人ほど健康に気を使うから、というのもあるでしょう。それ以外に重要だと私が考えているのは、「学歴が高い人は普段から頭を使う習慣があるために、**コ**

グニティブ・リザーブが発達するため」ということです。

脳のネットワークを鍛える

コグニティブ・リザーブとは、日本語にすると「**脳の予備能力**」または「**認知機能の予備力**」です。

これは、脳にどれだけの知力の蓄積があり、余力を蓄えているのか、という抽象的な概念のことで、脳を使えば使うほど発達していきます。

物理的な脳の大きさや重さとは関係なく、いわば「脳の密度の濃さ」と考えるといいかもしれません。

ご存じのように、脳は全体で約２０００億という神経細胞（脳細胞）で構成されています。

しかし、神経細胞の数は、赤ちゃんの頃からほとんど増えません。

では、年を取るにつれて人間の知力が向上していくのはなぜかというと、頭を使うことで神経細胞同士が結びつき、それがネットワークを作ることで、膨大な情報がやり取りできるようになるためです。

脳の神経細胞は数が重要なのではなく、むしろ神経細胞のネットワークのほうがはるかに大事なのです。そして、このネットワークの密度が濃い人が、いわゆる「頭の良い人」といえるわけです。

“余力”があるから認知症にならない？

脳の神経細胞の数は変わらなくても、勉強することによって脳内にさまざまなネットワークが作られていくことで、頭が良くなっていきます。これが、コグニティブ・リザーブが発達した状態ということです。

コグニティブ・リザーブが発達すれば、あるネットワークが切れて使えなくなっても、別の回路を経由して同じことができるようになります。つまり、**バックアップ回路を数多く持っている**のと同じ結果になるわけです。

脳のなかで認知症の病変が多少現れて、その周辺が使えなくなっても、バックアップ回路を使用することができれば、認知症を発症しなくて済むのです。

もちろん、学歴があるからといって必ずしも頭を使っている人ばかりとは限りませんが、おおむね相関関係はあるといってよいでしょう。学歴が高いほど認知症になりにくいというのは、このような理由があるからだと考えられます。

コグニティブ・リザーブを増やすには、何よりも頭を使うことが重要です。

脳のネットワークは、**特に中学生時代、高校生時代で多く作られる**ので、若いときの勉強は欠かせません。

意外と大切なのは**受験勉強**です。受験勉強で学んだ内容をその後も覚えているかどうかは別として、頭を使う習慣を身につけ、考える力を養う訓練になるからです。

しかも、若いときにしっかりと勉強をした体験がある人は、中高年になっても頭を使う習慣を忘れないものです。

シニアになっても勉強を続けよう！

一方、人に言われるままに行動したり、同じようなことをただ繰り返したりするだけでは、脳のネットワークは増えません。すでにあるネットワークを同じ刺激が通過していくだけです。

自分で考えたり、新しいものごとに挑戦したりすることで、初めて新しいネットワークが増えていきます。

特に大切なのは、**思索的な頭の使い方**です。単に何かを記憶するだけでなく、ものごとを深く考える力がネットワークを増やしていくのです。

もちろん、中卒や高卒でも、自分でものを考えて素晴らしい仕事をしている方もいらっしゃいますが、学歴が高い人のほうが、考える訓練をする機会が多いといえるでしょう。

ただし、学歴がある方も安心していてはいけません。脳の神経細胞も手足の筋肉と同様に「**廃用《はいよう》萎縮《いしゅく》**」といって、使っていないと衰えてしまう性質があります。

いくら学生時代に勉強をしていても、頭を使わない生活を続けていると、年を取るにつれてコグニティブ・リザーブは減少してしまうのです。

定年退職した人が何もせずのんびりしようとして頭を使わないでいると、コグニティブ・リザーブが衰えて、認知症になるリスクは増大します。

そう考えると、少なくとも認知症対策という観点からいえば、昨今の定年延長の動きは、社会にとって望ましい方向であるといえるでしょう。

もっと創造的に頭を使ってネットワークを増やしたいという人は、大学や大学院が「リカレント教育」といって社会人を対象にして門戸を開いているので、定年後にぜひチャレンジし、コグニティブ・リザーブを磨いてほしいと思います。

校長先生は認知症になりやすい?

「校長先生の認知症リスク」を検証する

すでにご紹介しましたが、認知症に関わる医療関係者の間には、こんな俗説があります。

「校長先生は、学校を辞めて退職すると、認知症になる人が多い」

もちろん、科学的根拠はありません。**あくまで俗説**です。この俗説について、ここでもう一度、詳しく検証してみましょう。

先ほどは、「学歴が高い人は認知症になりにくい」というお話をしました。校長先生が認知症になりやすいというと、それに対して矛盾するように感じるかもしれません。

確かに、具体的な研究データはありませんが、医療関係者が「そういったこともあるかもしれない」と感じるのは、校長先生の退職後の過ごし方に理由があります。同じ高学歴の職業でも、医師や学者が認知症になりやすいという話はあまり聞きません。校長先生だけがこんなふうに言われるのはなぜでしょうか。

民間の会社や病院ならば、定年後に再雇用ということもあるでしょう。学者ならば、年齢に関係なく好きな学問に取り組むことができます。

ところが、校長先生は定年を迎えると、新しい職場で働くという機会があまりありませんでした。

しかも、在職中は重大な責任を負って神経をすり減らしてきたのですから、退職後はしばらくのんびりしたいという気分になるかもしれません。定年後に別の新しい世界に飛び込もうという人も、少なかったのでしょう。

退職後の過ごし方が認知症リスクを高める

55ページで紹介した「改善できる認知症の9つのリスク要因」では、高年期（65歳超）におけるリスク要因として、喫煙、糖尿病のほかに、**抑うつ**、**運動不足**、**社会的孤立**などが挙げられていました。

退職後にのんびりしようと思った校長先生には、すでにお話ししたように、この後半の3つの要因が関わってくる可能性が高いのです。

仕事を辞め、社会とのつながりが一気に途絶えてしまうと、高学歴の人であっても、運動不足や、社会的孤立を招き、場合によっては抑うつ状態につながりかねません。

また、運動不足から糖尿病になり、それが認知症のリスクを高めることも考えられます。

こうしたことが、「校長先生は退職後に認知症になりやすい」という俗説を生んでいるのではないかと私は考えています。

逆に言うと、何かと批判の多い「天下り」や、定年後の再雇用は、認知症の予防という面ではメリットがあるはずです。

「アルツハイマー病」でも認知症になるとは限らない

ご存じのように、認知症にはいくつかのタイプがあります。すでにご紹介したように、認知症のなかでも最も多いのが「**アルツハイマー型認知症**」で、全体の7割近くを占めています。そのため、多くの方にとって気になるのは、やはりアルツハイマー型でしょう。

これは、脳に**アミロイドβ**というたんぱく質が異常にたまることが原因で、神経細胞が壊れていき、認知機能が低下し、認知症を発症するというものです。

以前は、64歳以下の方が発症した場合に「アルツハイマー病」と呼び、65歳以上の高齢者が発症すると「アルツハイマー型認知症」と呼んでいました。

しかし、現在では年齢にかかわらず、認知症を発症したら「アルツハイマー型認知症」と呼び、それを発症していない状態を「**アルツハイマー病**」と呼んでいます。

「認知症を発症しないのに、アルツハイマー病とはどういうことなのか」と疑問に思われるかもしれません。

それは、発症しているかどうかにかかわらず、脳にアミロイドβが蓄積していることが分かれば、「アルツハイマー病」と診断されるためです。

逆に言えば、アルツハイマー病になったからといって、すぐに認知症になるわけではないのです。

これもすでに述べましたが、アミロイドβは長期間にわたって少しずつ脳に蓄積していきます。そして、徐々に神経細胞の破壊が進み、20年から30年たったところで認知症が現

アミロイドβの蓄積から認知症の発症まで

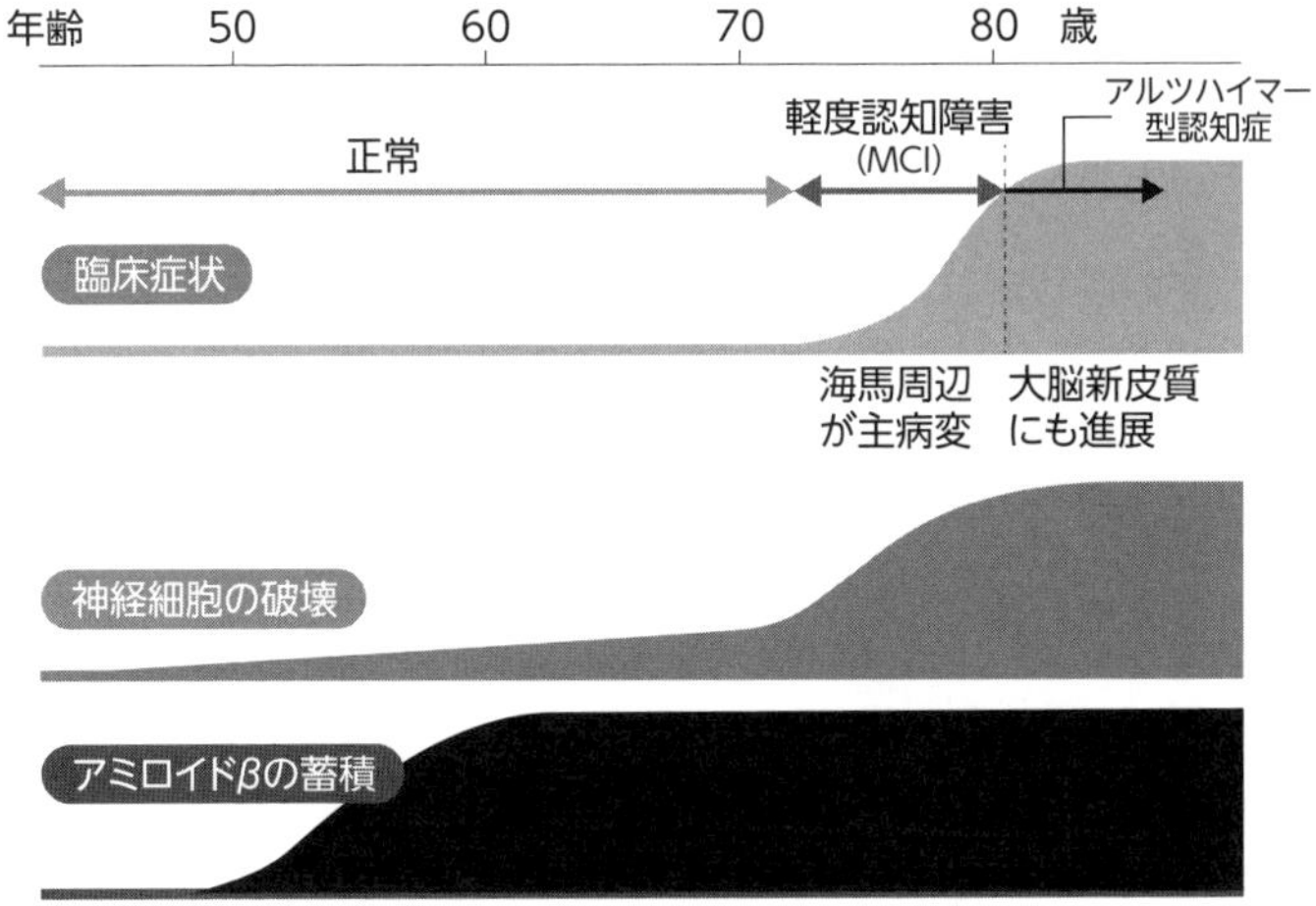

脳にアミロイドβが蓄積しても、しばらくは症状は現れない。神経細胞の破壊が進むと、「軽度認知障害（MCI）」となるが、そのときはまだ海馬周辺に病変がある状態。それが大脳新皮質にも進展すると、認知症（アルツハイマー型認知症）となる。なお、アミロイドβの蓄積が確認されると、認知症の症状が出ていなくても「アルツハイマー病」と呼ばれる。

れます。

上の図を見てください。アミロイドβの蓄積は、一般的に50代ごろから始まります。しばらくは何の症状も現れませんが、アミロイドβの蓄積によって引き起こされる神経細胞の破壊が進むと、症状としては認知症の一歩手前といわれる「**軽度認知障害（MCI）**」になります。MCIについては、後ほど詳しく解説しましょう。

MCIの状態では、まだ脳の海馬の周辺に病変がある段階です。それが大脳新皮質にまで進展すると、アルツハイマー型認知症となります。

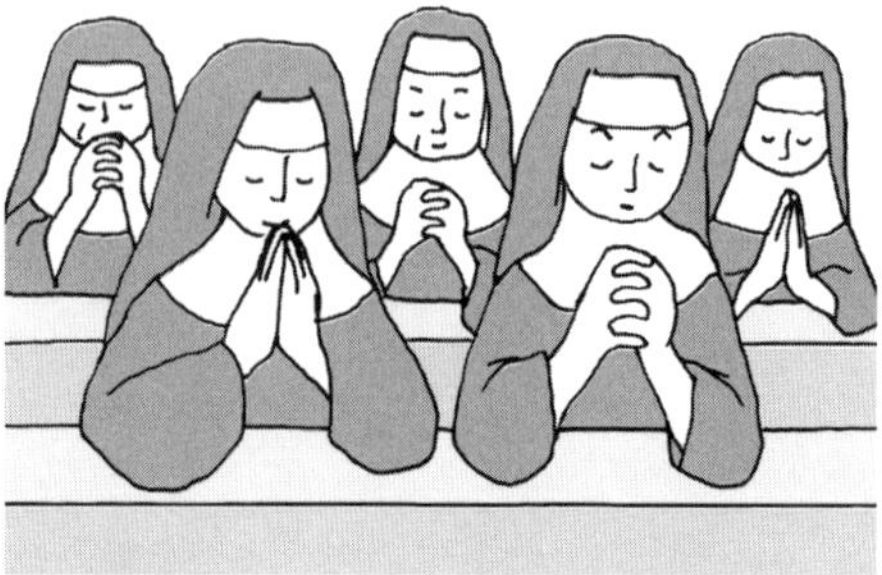

修道女を対象にした調査で認知症予防の常識が変わった。

どれだけアミロイドβがたまると認知症が発症するかは個人差があります。最近の研究では、アルツハイマー病の状態であっても、生活習慣や心身の健康状態に配慮することで、発症を遅らせることが十分に可能だと分かってきました。

「修道女」を対象にした調査で分かったこと

アルツハイマー病の進行と認知症発症の関係について、興味深い研究報告があります。

アメリカ在住の修道女６７８人（75歳から102歳）を対象にして、１９９１年から毎年、認知機能を調査したもので、認知症の専門家にとっては「**ナン（修道女）・スタディ**」としてよく知られた研究です。

それによると、亡くなった修道女の解剖を行ったところ、脳にアミロイドβがかなり蓄積していた人のうち、**生前に認知症を発症していなかった人が8％も存在した**のです。

つまり、認知症を発症していても不思議ではないレベルに達していても、健全な生活習慣を守り、社会参加に励むことでリスク要因が避けられ、発症を遅らせることが可能だということを、この研究は立証したわけです。

元・校長先生でも認知症にならなかった理由

ナン・スタディは、仕事を辞めた後にどのような生活を送るかが、いかに重要かということを物語っています。私がこのことを特に実感した患者さんがいました。

「最近、もの忘れが多くて心配になって」と言って私たちの病院を受診したある80代の男性の話です。その方は、実はかつて校長先生でした。

脳の認知機能を調べるテストをやってもらうと、認知症の一歩手前であるＭＣＩだと分かりました。

規則正しい生活を送り、運動も欠かさず、また社会とも積極的に関わるようお願いしたところ、**3年が経過しても認知症にはならず、MCIにとどまっていた**のです。読書会などに参加して人とのつながりを保つ努力をしていた成果でしょう。

なお、個人的な意見ですが、修道女と違って俗世間に生きる我々としては、たまには羽目を外すのも悪くはないと思います。いくら健全な生活習慣を守るといっても、それでストレスをため込んでは逆効果。お酒を飲んだりおいしいものを食べたりしてたまに羽目を外し、ストレスが解消できれば、それがプラスに働くはずです。

ちなみに、「ナン・スタディ」では、**動脈硬化**の有無も、発症を左右する重要なポイントであることが分かりました。動脈硬化は、生活習慣病、脳血管障害に深く関係しており、アルツハイマー型認知症のみならず、脳梗塞や脳出血によって起こる「血管性認知症」(83ページ参照)のリスクも増大させるので注意が必要です。

生活習慣病とアルツハイマー型認知症との関係については、次の章で改めて解説することにしましょう。

単なるもの忘れと認知症予備軍の見分け方

認知症の一歩手前である「軽度認知障害(MCI)」とは?

人生も半ばをすぎ、50代や60代になると、**もの忘れ**が気になってくることでしょう。人の名前が出てこない、何かをしようと立ち上がった瞬間に何をするのかを忘れた、といった経験はどなたにもあることです。

しかし、たまに忘れるのはともかく、こうしたもの忘れが度重なってくると、「認知症の初期症状ではないか?」と心配になってきます。

結論から言えば、こうしたもの忘れは認知症ではありません。もの忘れは「**出来事の一部を忘れる**」ものです。それに対して、「**出来事をすべて忘れる**」のが認知症の症状です。

軽度認知障害（MCI）の特徴

1. 記憶障害の訴えが本人または家族から認められている
2. 日常生活動作は正常
3. 全般的認知機能は正常
4. 年齢や教育レベルの影響のみでは説明できない記憶障害が存在する
5. 認知症ではない

（出典：Arch Neurol. 2001;58(12):1985-92.）

例えば、「今朝、食べたものを思い出せない」のがもの忘れで、「食事をしたこと自体を忘れてしまう」のが認知症なのです。

ですから、以前は「もの忘れのレベルならば、認知症の心配はない」というのが常識でした。認知症の相談を受けた医師も、簡単な検査をして「異常なし」であれば、「しばらく来なくても大丈夫ですよ」と言うのが一般的でした。

しかし、最近になって、認知症の前段階として「**軽度認知障害（ＭＣＩ＝Mild Cognitive Impairment）**」という状態があることが分かってきました。

ＭＣＩが認知症と大きく違うのは、もの忘れが頻繁に起こるなどの記憶障害を本人や家族が自覚しているけれども、日常生活に支障がなく、介護を必要としていないという点です。車の運転も料理もできます。

やや抽象的ですが、ＭＣＩは右のように定義されています。

このうち、４番目の「年齢や教育レベルの影響のみでは説明できない記憶障害が存在する」に注目してください。つまり、年相応のもの忘れ（記憶障害）があるだけでは、ＭＣＩには当てはまらないのです。

年齢などでは説明できない記憶障害かどうかは、後述するように、テストを行ってその得点を見て判断します。

ＭＣＩを放っておけば５年で半数が認知症に

ＭＣＩで何よりも重要なのは、それが認知症予備軍であるということです。つまり、放っておくと、認知症に進行する可能性があるのです。

ＭＣＩと診断された人は、何の対策もしなければ、１年間で10％、５年間で50％が認知症を発症するという報告があります（J Pediatr Hematol Oncol. 2004;26(10):631-5.）。

ですから、単なるもの忘れだといって安心してばかりもいられないのです。

すでに述べたように、認知症を発症していなくても、アルツハイマー病がすでに進行している可能性があります。脅かすわけではありませんが、もしかすると、あなたのもの忘れは、脳にアミロイドβが蓄積しつつあり、徐々に認知機能に障害をもたらしていることが原因かもしれないのです。

進行させないためには有酸素運動＋考えること

近年、ＭＣＩに関する研究は急速に進んできました。ＭＣＩの状態で症状を進行させないために、何をすればよいのかを研究した論文もそろってきました。

一番効果的なのは「**有酸素運動**」です。ご存じのように、酸素をたっぷり体内に取り入れて行う運動のことです。有酸素運動によって脳の血流が良くなることが、ＭＣＩの進行を遅らせる効果があるのではないかと考えられています。

ＭＣＩが心配な50～60代の方にとって取り組みやすい有酸素運動といえばウォーキングでしょう。平地を歩くならば、20分以上歩くようにしてください。それに、ただのんびり歩くのではなく、少し息が上がるくらい（心拍数が少なくとも１００～１１０くらい）のスピードで歩くようにしてください。

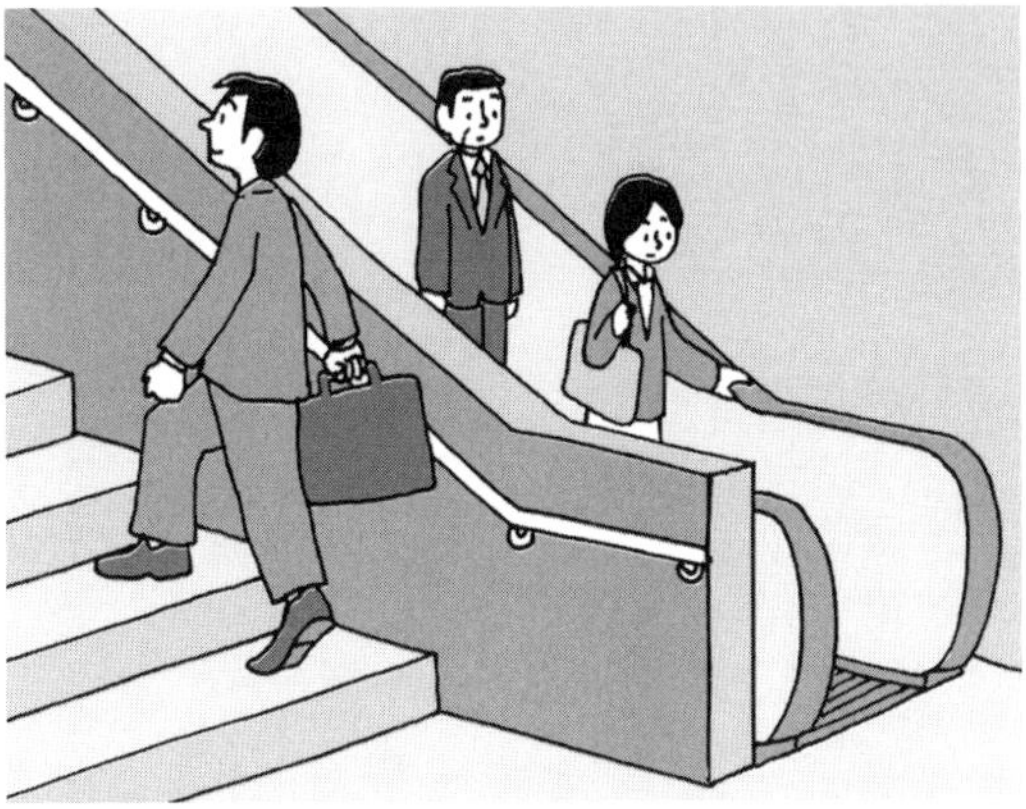

駅や地下鉄などの階段を3階分上ることで、認知症の予防に役立てられる。

もちろん、ジョギングや水泳、エアロビクスなどの有酸素運動でもかまいません。

ほかにも効果が期待できるのは、建物の3階分を階段で上ることです。ビルやマンションならば、エレベーターやエスカレーターを使わずに歩きましょう。

都市部に住んでいる人ならば、地中深くを走る地下鉄の駅の階段もいいでしょう。**東京なら大江戸線、名古屋なら桜通線**などが、地上からホームまでが深くて最適です。お金をかけずに認知症予防ができるのですから、こんなにいい方法はありません。

また、運動しながら頭を使って考えることで、さらに認知機能が高まって、発症を遅らせられることが分かってきました。どのような運動や頭の使い方がよいのかについては、１４６ページから詳しく紹介していきます。

サルコペニアは認知症への進行を早める

シニア世代にとって、認知症とともに心配なのが「**サルコペニア**」でしょう。

これは、すでにご説明したように、加齢にともなって筋肉量や筋力が低下することで、身体的な障害が起きたり、転倒しやすくなったりして、骨折や寝たきりの原因になってしまうものです。

さらに、サルコペニアを放置すると「**フレイル**（虚弱）」となります。フレイルでは、筋力が低下した高齢者の活動量が減り、生活の質が低下するだけでなく、閉じこもりがちになってしまうといった問題が起きます。

２０２０年4月から、75歳以上の高齢者に対して「フレイル検診」が始まりました。リスクのある人には、筋トレや栄養について指導が行われます。高齢者のフレイルは、社会的にも重要な課題だと考えられているのです。

こうしたサルコペニアやフレイルも、認知症と大きく関係しています。家に閉じこもりがちになることで、９つのリスク要因のうち、**抑うつ、運動不足、社会的孤立**を招き、認知症の発症リスクを高めてしまいます。

ですから、ＭＣＩを進行させないためには、サルコペニアやフレイルを避ける生活習慣が大切になってきます。

そのためには、筋肉量を減らさないことが第一。何もしないでいれば、加齢にともなって筋肉量は間違いなく落ちていきます。意識してトレーニングをするようにしましょう。

筋肉量を増やすには、筋肉に連続して負荷をかける「レジスタンス運動」つまり**筋トレ**が効果的です。スクワットやダンベルを使った筋トレなど、自分に合った無理のないレジスタンス運動を心がけてください。

先ほどは有酸素運動の効用を書きましたが、レジスタンス運動もまた、サルコペニアやフレイルの予防を通じて、認知症予防に効果があるというわけです。

できるだけ、有酸素運動とレジスタンス運動の両方に取り組むようにしましょう。

知っておきたい
アルツハイマー以外の認知症

「認知症」は病名ではない

一般には、「認知症」という名前の病気があると思われているようですが、認知症は病名ではありません。

認知症というのは、あくまでも記憶や知覚などの認知機能が低下した状態を指す言葉です。

具体的にいうと、「**さまざまな原因疾患によって認知機能が低下し、生活に支障が出ている状態が6カ月以上継続している**」場合に、認知症と診断されます。

似たような症状として、高齢者によく見られる「**せん妄**」がありますが、せん妄は一過性

認知症の原因疾患の割合（65歳以上）

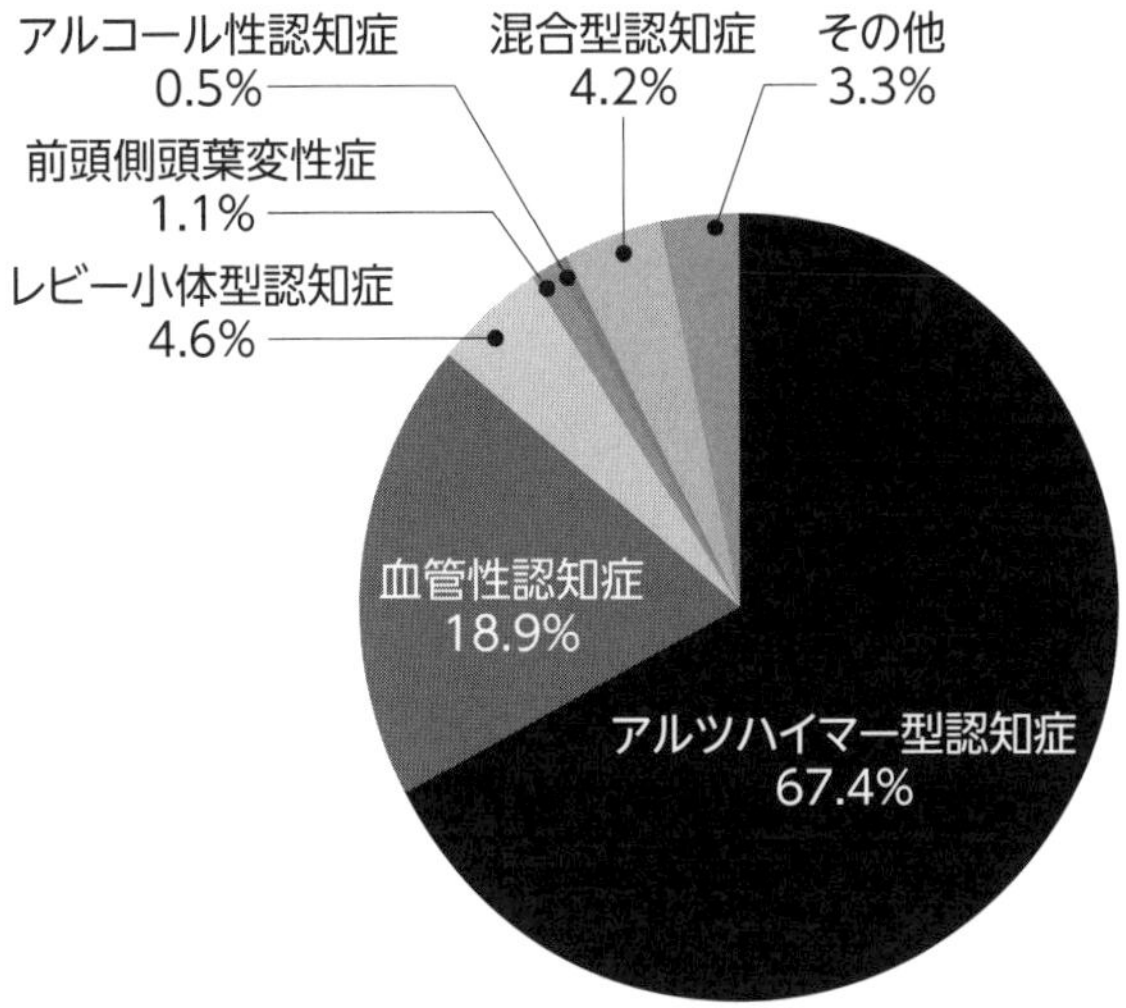

認知症の7割近くは「アルツハイマー型認知症」だ。それに、「血管性認知症」「レビー小体型認知症」が続く。（出典：池田学編、遠藤英俊監修『認知症 臨床の最前線』）

のものである点が大きく違います。

認知症の発症をもたらす原因疾患のうち、すでに述べたように最も多いのはアルツハイマー病ですが、ほかの疾患はどれぐらいの比率でしょうか。上の図をご覧ください。

最も多い「アルツハイマー型認知症」は、全体の7割近くを占めます。次に多いのは、脳梗塞や脳出血を原因とする「**血管性認知症**」で**2割弱**。ほかに、「**レビー小体型認知症**」、「**前頭側頭葉変性症**」、「**アルコール性認知症**」などがあります。

それぞれの原因疾患ごとに、症状や特徴を簡単に説明しましょう。

アルツハイマー型認知症

ほとんどが65歳以上の高齢者ですが、若年性アルツハイマー型認知症といって40～50代で発症する場合もあります。認知機能が徐々に低下し、機能低下に対する取り繕い反応や被害妄想が特徴的です。

これまでも述べてきたように、アルツハイマー病は突然起こる病気ではありません。認知症を発症する何十年も前から、**アミロイドβ**というたんぱく質が脳内に徐々に蓄積していきます。そして、そのアミロイドβが、**タウ**というたんぱく質の異常蓄積につながり、神経細胞が破壊されていくと考えられています。

これらのたんぱく質についてもう少し詳しく説明しますと、アミロイドβは脳の神経細胞に対して毒性を持ち、細胞死を引き起こすものです。タウは、もともと中枢神経細胞に多く存在する大切なたんぱく質ですが、アルツハイマー病の進行によって、神経細胞内で変化して異常蓄積し、神経細胞を死滅させてしまうのです。

血管性認知症

脳梗塞や脳出血のような**脳血管障害**によって、神経細胞が破壊されることで起こります。脳梗塞や脳出血は突然起きる病気なので、それまで正常だった人が突然、認知症になることがほとんどで、その点でアルツハイマー型認知症との大きな違いがあります。

症状としては、認知機能の低下だけでなく、**運動麻痺、言語障害**などを伴うのが特徴です。ご存じのように、脳血管障害のリスク要因には、**糖尿病、高血圧**などがあります。実は、これらはアルツハイマー病のリスク要因とも重なっています。そのため、アルツハイマー型認知症と血管性認知症が同時に進行するケースも少なくありません。

レビー小体型認知症

脳の神経細胞に、**レビー小体**というたんぱく質の一種が付着することで起こります。認知機能の低下のほか、手足のふるえや歩行障害といったパーキンソン病のような症状が現れることが特徴です。

さらに、幻視、抑うつ症状などのほか、レム睡眠行動異常症といって、睡眠時に大声で叫んだり暴れたりする症状もあります。

また、認知機能が良いときと悪いときの変動があり、初期では症状が目立たない場合もあります。

前頭側頭葉変性症

前頭葉や側頭葉といった、脳の前方にある部分が萎縮することによって起こります。65歳未満の若年に多く見られます。

症状としては、**常同行動**や**社会的逸脱行動**が特徴的です。常同行動とは、意味もなく同じ運動が反復されるもので、口をもぐもぐする、臭いをかぐ、走り回るなどがあります。また、社会的逸脱行動の典型的な例として、それまでとは人が変わったようにだらしなくなったり、万引きや奇妙な行動を繰り返したりします。

アルコール性認知症

過度の飲酒が原因となり、脳の神経細胞が障害を受けることによって意識障害が起こるもので、**アルコール依存症**の人によく見られます。

断酒によって改善することもありますが、神経細胞が不可逆的な障害を受けていると完全には回復できません。

回復が期待できる〝認知症〟もある

認知症のような症状を見せる場合でも、原因となる疾患によっては、その病気本来の治療を行うことによって回復が期待できるケースもあります。
ただし、原因疾患を治療しても、必ずしも認知症が回復するとは限りません。

正常圧水頭症

脳内に**脳脊髄液**がたまる原因不明の病気で、主に65歳以上の高齢者に起こります。たまった脳脊髄液で脳が圧迫されることで、認知症のような症状が現れます。認知機能の低下のほか、歩行障害や尿失禁が見られるのが特徴です。
脳の手術によって回復が期待できます。

甲状腺機能低下症

さまざまな原因によって**甲状腺ホルモン**の分泌が低下する状態です。無気力、強い疲労感などの症状があり、放置すると認知機能の低下が生じることがあります。

その他、ビタミンB_1欠乏症、脳腫瘍、脳炎・髄膜炎などの感染性疾患によっても、認知症のような症状が現れることがあります。

第 3 章

高血圧と糖尿病はどちらが高リスク？

認知症と「持病」の関係

アルツハイマー型認知症の人には持病がある

認知症にならずに天寿を全うできるかどうか。その成否を分ける重要な要素が、生活習慣です。

現に、アルツハイマー型認知症患者の多くは、何らかの**生活習慣病**を合併しているというデータがあります。

東京医科大学・老年病科の物忘れ外来を受診した患者さん１７３人のうち、アルツハイマー型認知症と診断された１１３人を対象にした調査では、１人平均２・２７個の生活習慣病の疾患を持っていることが分かりました(Geriatr Gerontol Int. 2010;10.216-7.)。

アルツハイマー型認知症と生活習慣病

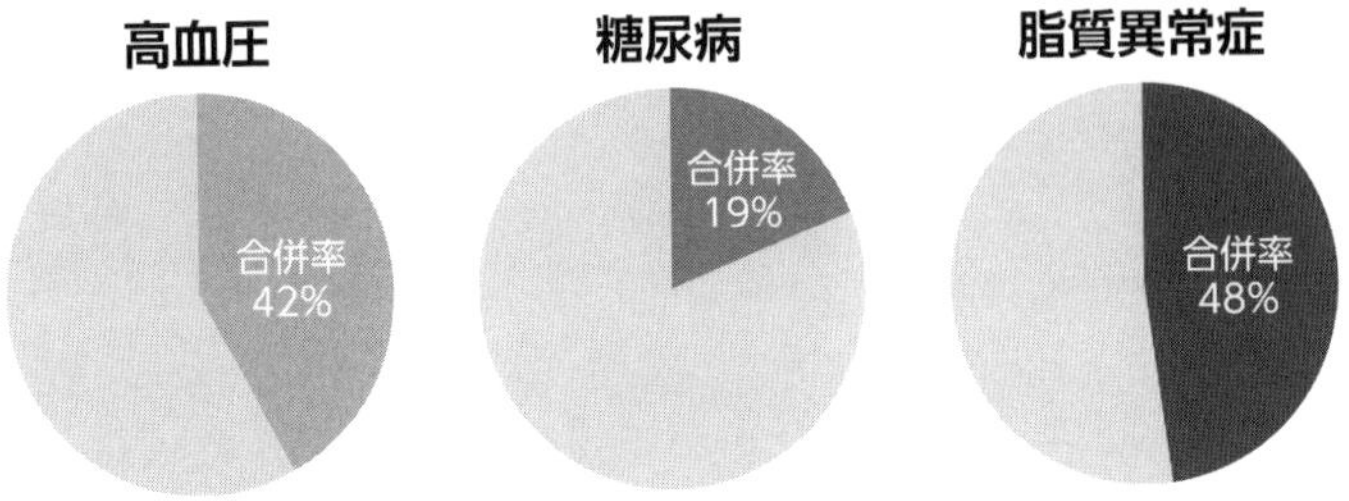

2005年7月～2006年5月に東京医科大学・老年病科の物忘れ外来を受診した173人のうち、アルツハイマー型認知症と診断された113人における合併症を調査。1人平均2.27個の生活習慣病の疾患を持っていた。平均年齢は78.6歳、男女比は28:85。（出典：Geriatr Gerontol Int. 2010;10.216-7.）

このデータからも、生活習慣病と認知症は深い関係にあることがうかがえます。

具体的に見てみると、**高血圧**を合併している人が42％、**糖尿病**を合併している人が19％、**脂質異常症**を合併している人が48％でした。

これを踏まえ、**40代から気をつけたい生活習慣におけるリスク**は何かというと、次の5つになります。

- **糖尿病**
- **高血圧**
- **肥満**
- **ストレス**
- **喫煙**

30年後、40年後に認知症になりたくなければ、40代の頃から、この５つのリスクを避けることが大切です。

ストレスについては、「改善できる認知症の９つのリスク要因」のなかでは独立した項目としては含まれていませんが、ストレスが高血圧を引き起こしたり、暴飲暴食や喫煙を招いたりすることはご承知の通りです。

こうして並べてみると、生活習慣病や**メタボリックシンドローム**のリスク要因と似ていることがわかるでしょう。40代、50代の生活習慣病予防は、そのまま認知症予防につながるのです。

降圧薬は「ＡＲＢ」に認知症リスクを下げる効果

高血圧を放置すると、間違いなく認知症のリスクは高まります。

「改善できる認知症の９つのリスク要因」でも、高血圧によるリスクは１・６倍とされていますが、研究によってはリスクが３倍に高まるとされています。

高血圧により**動脈硬化**が進むと、**脳梗塞**や**脳出血**のリスクが高まり、それらが原因となる「**血管性認知症**」になりやすくなります。血管性認知症は、アルツハイマー型認知症に次ぐ患者数ですから、高血圧の人は血圧を下げることがいかに重要なのかが分かります。
また、動脈硬化が要因となって、血管性認知症とアルツハイマー型認知症が合併するケースも多いといえます。

一般に、高血圧とされる**140/90mmHg**を下回るように、できれば**130/80mmHg**以下を目標にしたいものです。

血圧が高い人は、まずは食事の塩分を減らしたり、運動によって血圧を下げたりする努力をする必要があります。それでも難しい場合は、薬で血圧をコントロールすれば、認知症のリスクが高まることはありません。

私も血圧が高いので、降圧薬を服用しています。降圧薬には、**ARB**（アンジオテンシンⅡ受容体拮抗薬）、**ACE阻害薬**（アンジオテンシン変換酵素阻害薬）、**カルシウム拮抗薬**、**利尿薬**など、いろいろな種類がありますが、そのうちでＡＲＢというタイプの薬が、最も認知症リスクを下げるという調査結果が出ています（日本神経学会「認知症疾患診療ガイドライン２０１７」）。

ですから、認知症予防を意識するならば、高血圧対策はＡＲＢを服用するのがよいかもしれません。ただし、ＡＲＢだけできちんと血圧が下がらなければ、場合によっては、ほ

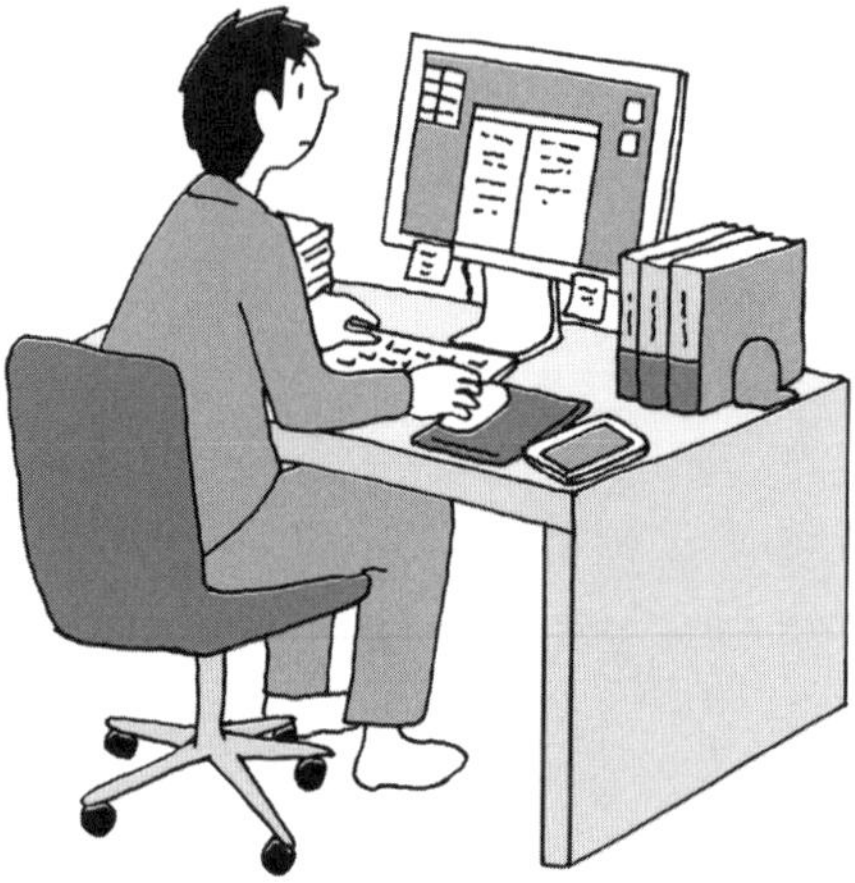

座りすぎは高血圧を招くので要注意だ。

かの薬と組み合わせたりする必要があるので、かかりつけ医などに相談してください。

「座りすぎ」にも注意！

生活習慣上の対策として効果的なのは、暴飲暴食を避け、適度な運動をすることですが、最近は、新型コロナウイルス感染症の対策で**テレワーク**として自宅での仕事が増えていることもあり、長時間のデスクワークによる危険性にも注目が集まっています。

海外では**Sitting Disease**（シッティング・ディジーズ）とも呼ばれ、**座りすぎ**が高血圧の原因にもなり、ひいては寿命を短くするリスクにもなると考えられています。

その対策としては、仕事中などでも、30分ごとに立ち上がるようにしてください。本来ならば散歩でもするのが理想ですが、そうもいかないのであれば、30分おきにトイレに立ったり、お茶やコーヒーを飲んだり、ぶらぶらと歩くことをお勧めします。

加えて、睡眠不足も高血圧の原因となります。仕事のしすぎで睡眠時間を削る、などということにはくれぐれも注意してください。最近では、睡眠と認知症の発症が関係しているという報告もあります。

目指す体形は「やや小太り」？

肥満は、生活習慣病、特に高血圧と密接な関係があり、認知症の大きなリスクとなります。体重が多いと、体の末梢《まっしょう》まで血液を循環させるにはそれだけ高い血圧が必要となり、高血圧につながるためです。

ですから、血圧が高めの人は、降圧薬に頼らざるを得なくなる前に、まず体重を減らすことを心がけましょう。

目標は**自分が30代だった頃の体重**です。40代、50代の人は、その頃を思い出して、減量を試みてください。

すでにお話ししたように、私の場合、30代のときから10kgほど太ってしまったので、まずは5kgを目標に減らしたいと考えています。

「30代の頃の体重なんて覚えていない」という人は、**BMI**（ボディマス指数）を指標にしましょう。BMIは肥満度の目安で、次の計算式で算出します。


BMI＝体重（kg）÷｛身長（m）×身長（m）｝

日本肥満学会の基準では、**BMI 22を標準体重**として、**18・5〜25未満が正常、25以上を肥満**としています（WHOの基準では30以上が肥満）。

しかし、現在では肥満に関する常識がやや変化しています。

以前は、標準体重でいることが病気になりにくくてよいとされていたのですが、最近では、**小太り気味の人のほうが長寿**であるという研究データが発表されています。

特に高齢者の場合、**フレイル（虚弱）の予防や、脳卒中後のリハビリ**を考えると、標準体重よりもやや重いほうが健康維持に適しています。

ですから、ＢＭＩにすると**25～26**くらいが適当だと思います。

いずれにしても、血圧が気になる人は**1日1回は血圧を測る**ようにしましょう。また、体重が気になる人は、**1日1回は体重計に乗る**ことを心がけましょう。

そして、記録をつけて「見える化」することが大切です。どのようなものを食べ、どのような生活をすると血圧や体重によいのか、あるいはいけないのかを自覚できます。

そうやって自分の食べているもの、飲んでいるものを意識することが重要です。

HbA1cは7%以下にコントロールを

糖尿病は、認知症のリスクを1・5～2倍にするといわれています。

最近になって、糖尿病によるインスリン分泌の異常が、脳内のレセプターに影響を与えてアルツハイマー型認知症を発症しやすくすることがわかってきました。

アルツハイマー型認知症は糖尿病と密接な関係にあり、「脳の糖尿病」と呼ぶ研究者もいるほどです。

特に認知症のリスクが高まるのは、**HbA1c**（ヘモグロビンA1c）の値が**7%以上**と

HbA1cと認知症の頻度

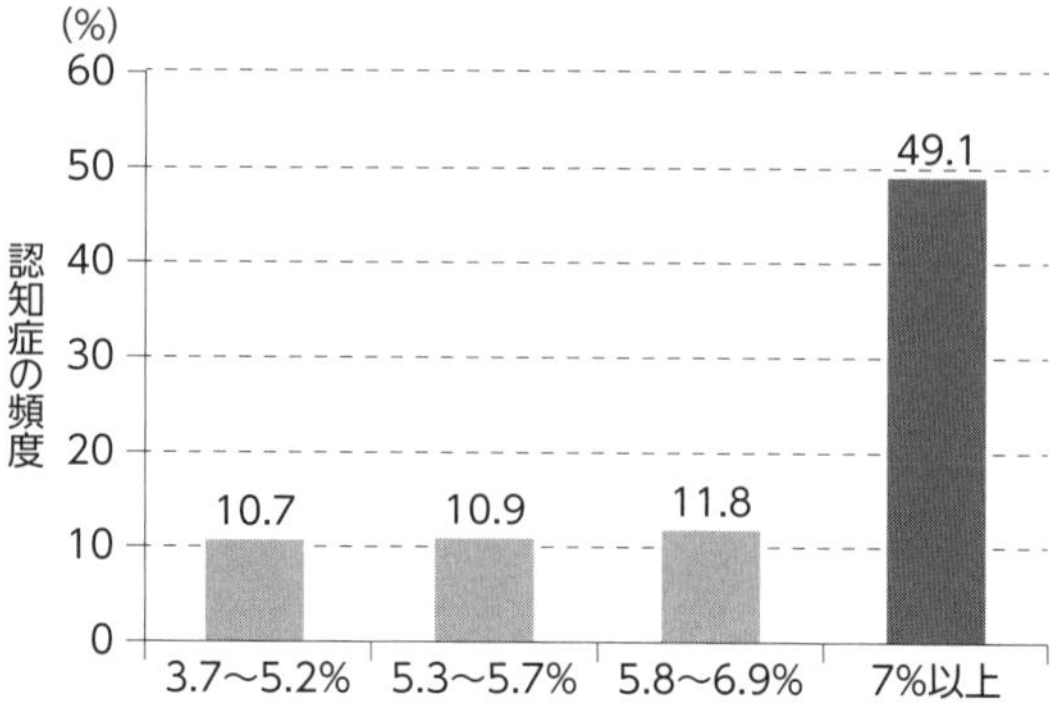

69歳以上の高齢者（男女1139例）に対して、5年間の追跡調査を行い、HbA1c値（NGSP）と認知症の発症頻度を検討した結果。HbA1c7%以上の患者では認知症の発症頻度が高くなる。（出典:BMC Public Health. 2008;8.54.）

なる高血糖の人です。ＨｂＡ１ｃとは、過去１〜２カ月の血糖値を反映したもので、正常値は４・２〜６・２％です。

６９歳以上の高齢者（男女１１３９例）を対象にして５年間の追跡調査を行った研究では、ＨｂＡ１ｃ値が７％以上の人は、それ以下の人に比べて認知症の発症頻度が約５倍近くになっています（BMC Public Health. 2008;8.54.）。

糖尿病には遺伝的な要素もあることから、完全に予防するのは難しいかもしれません。しかし、適切に治療してＨｂＡ１ｃを７％未満にコントロールすれば、認知症のリスクを低く抑えることは可能です。

高血圧の薬のように、認知症のリスクを下

げるなどと報告されている糖尿病の薬は、内服・注射とも、今のところありません。

ところで、高血糖はもちろん注意すべきなのですが、逆に**低血糖も要注意**です。低血糖の発作を３～４回繰り返すと、認知症のリスクが一気に高まるというデータがあります。ですから、高血糖の症状に対して薬で下げすぎるのもよくないのです。

高血糖を気にするあまり、神経質になって食事の糖質を抑え、薬ばかり飲んでいては、かえって低血糖の発作を起こす恐れがあります。

食事療法、運動療法、薬の処方は医者の指示に従って、適切に食べたり運動したりすることが大切です。

いずれにしても、**高血圧や糖尿病などの持病を持っている人は、2～3カ月に1回くらい、定期的に専門医に診てもらうようにしましょう**。素人が自己流で予防しようとするのは危険です。医者とは長い付き合いになりますから、自分に合ったかかりつけ医を見つけることも大切ですね。

ところで、高血圧と糖尿病では、どちらがより認知症のリスクを高めることになるでしょうか。その答えは、あえて言うなら「高血圧」です。

アルツハイマー型認知症の「９つのリスク要因」では、高血圧は中年期から注意しなければならず、対策をとらないでいるとそれだけ影響が大きくなってしまいます。一方、糖尿病は高年期からのリスク要因です。また、高血圧は血管性認知症のリスクも高めてしまいます。

ただし、だからといって「糖尿病のほうが安心」とはいえません。常に、自分の持病ときちんと向き合うことが大切なのです。

楽しんで生きることが認知症予防になる

ここまで、認知症を避けるため、生活習慣病を予防することについて説明してきました。会社に勤めている間は、メタボ予防のための特定健診などがあるため、いやでも生活習慣病のリスクを気にする人は多いでしょう。ですが、定年退職してしまうと、自治体から定期健診のお知らせは来るものの、面倒がって受診の機会を逃してしまう人もいます。

定年後は、かかりつけ医や近所のクリニックなどで、血液検査だけでも半年に一度は受けることをお勧めします。血液検査だけならば手間も費用もさほどかかりませんし、持病や不調がある人以外は、とりあえずそれで体の調子を知ることができるからです。

生活習慣病対策としては節制が大切なのですが、ただ、あまり気にしすぎるのもいけないと私は思います。

あれもいけない、これもいけないと考えると、気分が内向きになってしまいます。ストレスがたまって憂鬱な気分になるのもまた、認知症のリスク要因です。

認知症にならずに長生きする一番の秘訣は、**目標を持って楽しく生きる**ことです。

笑顔になって人生を楽しむことも、認知症予防になります。たまにはハメを外して、やりたいことをやったり、食べたいものを食べたりするのもいいでしょう。

血圧や血糖値が多少高めな人なら、普段は食事にある程度気をつけておきながら、月に1回ぐらいはおいしいレストランに行く、ということにしておけば精神的にもリッチになれます。

認知症に限らず、毎日毎食、これは体にいいか悪いかと細かく考えていくと、それだけで精神的に疲れてしまいます。

なにより大切なのは、楽しんで生きていくこと。病気の予防も健康維持も、「生きていてよかった」と思えることが大前提ではないでしょうか。

見過ごされがちな「難聴」のリスク

聴力低下で脳へのインプットが低下

イギリスの医学雑誌『ランセット』がまとめた「改善できる９つのリスク要因」は、何度もご紹介しているように、低学歴、高血圧、肥満、難聴、喫煙、抑うつ、運動不足、社会的孤立、糖尿病の９つです。

このうち、意外と見過ごされがちなのが、「**難聴**（聴力低下）」です。

難聴の相対リスクは１・９倍であり、人口寄与割合も９％と大きな値になっています。

これは、聴力の低下によって脳に情報が入ってきにくくなることから説明がつきます。

脳に入ってくる情報が少なくなると、頭を使って考えることが減り、神経細胞でネットワー

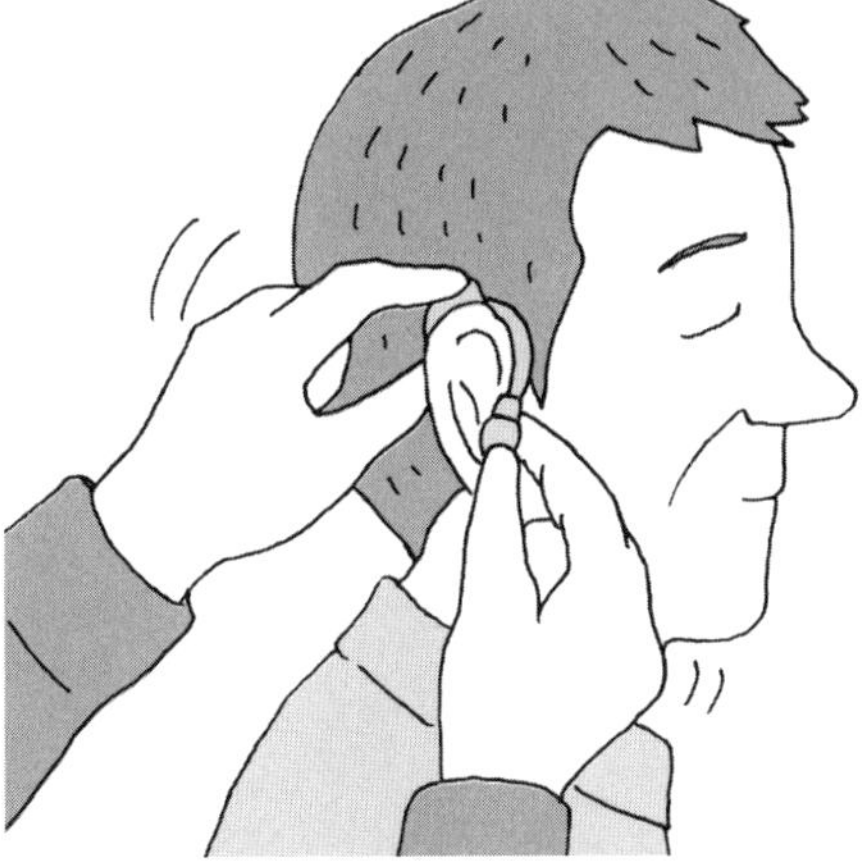

きちんと調整された補聴器を使うことで認知症のリスクが下げられる。

クが作られる活動が衰えてしまうのです。

なお、社会的孤立によっても、同様に脳に入ってくる情報が減ってしまうと想像できます。

補聴器でリスクが低減

人は誰しも、年を取ると聴力が衰えてきます。聴力の低下は、**実は30代から始まっていて、高い音のほうからだんだん聴き取れなくなっていきます。**

「モスキート音」をご存じでしょうか？　これは、蚊がブンブンいうような高い音のことで、若い人にしか聴こえません。以前、若者が深夜に公園に集まらないように、このモスキート音を流すという話がありました。

年を取って聴力が衰えることを「**加齢性難聴**」といいます。何歳で聴力が衰えるのかについては個人差が大きく、50代で補聴器が必要な人もいれば、80代になっても補聴器に頼らずに済む人もいます。

聴力の低下を放置すると認知症のリスクは高まりますが、補聴器をつけることでそのリスクを回避することができます。そこで大切なのは補聴器の選び方です。

値段がいくら高くても、自分用に調整していない補聴器は効果があまりありません。人によって聞き取りにくい周波数は違うため、苦手な周波数を調べて音を大きくし、そうでない周波数はカットするといった調整が必要なのです。

調整をしないで、あらゆる周波数の音を拡大するのは、〝拡声器〟にすぎません。

調整をするには、耳鼻科の先生の診察を受けて処方箋をもらうことが必要です。そのうえで、認定補聴器技能者がいる専門店で自分に合った補聴器を作ってもらうようにしてください。

ヘッドフォン難聴にも注意

最近、大きな問題になっているのが、ヘッドフォンなどで音楽を大きなボリュームで聴くことが原因となって起こる難聴です。

スマートフォンなどのデジタル機器でも音楽が再生できるようになり、電車のなかでイヤフォンを使って大きな音で聴いている人もいますよね。電車のように雑音が大きい環境ではボリュームを上げないとちゃんと聴こえないので、耳には大きな負担がかかってしまいます。

大きな音で音楽を聴くなどして20~30代から耳を酷使していると、それがやがて50~60代になってから影響が出てきます。ヘッドフォンで音楽を聴くにしても、ボリュームを抑えて、適度に休むようにしましょう。

「認知症予防薬」は期待できる？

画期的な治療薬として期待される「アデュカヌマブ」

２０１９年12月、認知症関連の大きなニュースがありました。

米バイオジェン社が、日本の製薬会社エーザイとともに開発しているアルツハイマー病治療薬「**アデュカヌマブ**」の臨床試験データを公表したのです。

これはメディアでも取り上げられたので、ご存じの方も多いでしょう。

それによると、早期のアルツハイマー病患者を対象にした治験（臨床試験）で、**認知機能の低下を2割ほど抑えられる**などの効果があったというのです。

この結果に基づいて、同社はＦＤＡ（アメリカ食品医薬品局）に認知症の進行を遅らせる治療薬としての申請を行うとし、早ければ2021年には承認される可能性が出てきました。

アルツハイマー病は、すでに述べたようにアミロイドβというたんぱく質が脳内に沈着することがきっかけとなって神経細胞が破壊されると考えられています。アデュカヌマブは、そのアミロイドβという〝ゴミ〟を除去することにより、認知機能の低下を遅らせることを狙っています。

これまでFDAの承認を受けた認知症の薬としては、エーザイが1997年に発売した**「アリセプト」**が知られています。一般名は「ドネペジル」というもので、これは認知症を発症した患者さんに対して、一時的に神経代謝を良くして認知機能を改善する効果にとどまっていました。

これに対してアデュカヌマブは、アルツハイマー病そのものへの効果が期待できるという点が大きく違います。

この薬剤の発売までには、国の承認、使用条件、価格の問題をクリアする必要がありますが、認知症に関わる関係者や患者さんとその家族のみならず、社会的に大きな関心が持たれるのも当然といえるでしょう。

予防の考え方

- **1次予防**

  日常生活で健康増進を図り、病気が発症しないようにする。あるいは発症を遅らせる。

- **2次予防**

  早期発見、早期治療することにより、発症しても悪化・重症化しないようにする。

- **3次予防**

  発病・発症した人に対して、それ以上の進行を防止したり、機能回復を図ったりする。

認知症の１～３次予防

認知症に限らず、病気の予防には「１次予防、２次予防、３次予防」という予防医学の考え方があります。

これらはそれぞれ、大まかに上のように区別されています。

一般的には、「予防」というと１次予防を連想する人が多いかと思います。しかし実際には、予防とはこのように１次予防から３次予防までの広い範囲を指す概念であり、認知症の予防においてもこのことを念頭におく必要があります。

これまで、認知症治療薬としてＦＤＡの承認を得られたのは、先ほど紹介したアリセプトのほかに、メマリー（一般名：メマンチン）、レミニール（一般名：ガランタミン）、リバスタッチ、イクセロン（一般名：リバスチグミン）があります。実はこのいずれもが、認知症を発症した人を対象に、その進行を防止する3次予防のための薬でした。

それに対してアデュカヌマブは、早期のアルツハイマー病患者、つまり軽度認知障害（MCI）の人やアミロイドβが蓄積しているけれども認知症を発症していない人に対して、発症を予防する効果が期待されています。つまり、1次予防（あるいは2次予防を含む）として効果のある画期的な薬である可能性が高いのです。

69ページの図で説明したように、一般に50代以降になると脳内にアミロイドβが蓄積し始めます。すぐに症状は出ませんが、しだいに神経細胞の破壊が進み、やがてMCIの状態になってしまいます。

アデュカヌマブは、蓄積されたアミロイドβを抗体を用いることによって除去することで、MCIの症状を改善したり、神経細胞の破壊を食い止めたりできるのではないか、と見られているわけです。

認知症の発症を遅らせる初めての新薬誕生か

このアデュカヌマブについては、いわくがあります。

以前からアルツハイマー病患者に対して治験を行っていたものの、有効性の証明が難しいとして、2019年3月に治験を中止していました。

実は、私が担当するアルツハイマー病の患者さんにも治験の対象となった方がいて、明らかに効果があると見られたので、治験中止は残念に思っていたところでした。

ところが2019年12月の発表では、アデュカヌマブの投与によって認知機能の低下を、投与していないグループに対して2割ほど抑制させることができ、家事や金銭管理など日常生活にも良い影響が見られた、と報告されました。

また、蓄積したアミロイドβの減少も確認されました。つまり、**早めに投与されればアルツハイマー病が進行しにくくなり、認知症の発症を抑えることが期待される**というわけです。

高用量を投与した患者さんの数が増えたことで、このような結果が出たというわけです。

この結果をもって、米バイオジェン社とエーザイは、改めてFDAに対して承認申請を行うこととなりました。

これで、認知症の進行を遅らせる世界初の治療薬が誕生する可能性が出てきたということになります。

今後、ＦＤＡで承認されるかどうかは分かりません。ただ、あくまで個人的な印象では、承認の可能性は五分五分、あるいは6対4くらいの割合で、承認の可能性がやや高いように思われます。

いつから身近に使えるようになる？

アデュカヌマブが認知症の治療に使えるようになれば、患者さんやその家族にとって朗報になることは間違いありません。しかし、その一方でいくつかの課題は残ります。

第一に、アメリカのＦＤＡで承認されても、すぐに日本で使えるわけではありません。日本の厚生労働省で承認されるまでには、これまでの経験からして**3年ほどかかる**ことが予想されます。

第二に、現時点では大量生産できないので**価格が非常に高い**のです。

毎月、注射の形で投与するのですが、今回の治験で有効性が見られるレベルでは、1カ月当たり100万円以上かかると見られています。保険適用になればいいのですが、少なくともしばらくの間は難しいでしょう。

第三に、そのことと関係して、医療費の増大を防ぐために投与に条件が付けられるかもしれません。例えば、「**アミロイドPET検査**が陽性の人だけに限る」ということも考えられます。そうでない人にも投与をしてしまうと、医療費がうなぎ登りになってしまうためです。

アミロイドPET検査とは、脳内にどの程度アミロイドβが蓄積しているかを調べる検査のことで、アミロイドβに結合する薬剤を静脈注射し、PET（Positron Emission Tomography、陽電子放射断層撮影）による検査を行うものです。

しかし、このアミロイドPET検査の費用だけでも何十万円とかかるのが現状ですから、これも合わせて保険適用にならないと、一般には普及しにくいと思います。

生活習慣の改善をしつつ、ほかの新薬にも期待

さらに、アデュカヌマブの投与対象を一定年齢以下の人に限定するということもありえます。もっとも、それはそれで、何歳以下ならいいのかという議論が巻き起こることでしょう。

このように、アデュカヌマブが承認されたとしても、すぐに普及するとは考えにくい状況です。ですから、この本で紹介しているように、生活習慣や食生活への配慮が多くの人にとって最善の認知症予防法だと思います。

それによって、少しでも認知症の発症を先延ばしにできれば、寿命が訪れるまで発症せずに済むかもしれませんし、発症前に新薬が身近になるかもしれません。

新薬の可能性はアデュカヌマブだけではありません。ほかにもいくつかの候補となる薬が試されています。

アリセプトの研究開発に携わったエーザイの杉本八郎氏は、定年退職後に会社を立ち上げ、新規のアルツハイマー病治療薬に命をかけて取り組んでいます。5年後、10年後には、認知症を取り巻く治療薬の世界は、大きく変わっていることでしょう。

第 4 章

認知症を防ぐために「増やしたい食品」「減らしたい食品」

カレーこそ最強の認知症予防食だ！

カレーに含まれるクルクミンが認知症予防に役立つ

世の中には、「認知症に効く」という食品やサプリメントがよく紹介されていますが、そのなかには科学的根拠があいまいなものも少なくありません。

そんななかにあって、さまざまな論文が発表され、認知症予防にうってつけであると注目されているのが、意外に思うかもしれませんが、**カレー**です。

カレーに使われている香辛料の一つで、加えると黄色を出すことができるのが**ターメリック**です。

ターメリックはウコンとも呼ばれており、「二日酔い防止のドリンク」にも使われているのはご存じでしょう。

そのターメリックに含まれる**クルクミン**というポリフェノールの一種には、抗酸化作用、抗炎症作用が認められており、これが認知症予防に効くのではないかと考えられているのです。

クルクミンの認知症予防効果については、細胞レベルでの実験、動物実験、疫学調査の3つの面から明らかにされており、かなり期待できるといえます。それぞれの実験や調査について、簡単に紹介していきましょう。

クルクミンがアミロイドβの凝集《ぎょうしゅう》を防ぐ

アルツハイマー型認知症は、すでに述べたように、脳のなかにアミロイドβが蓄積し、やがて神経細胞が破壊されるという段階を経て進行していきます。

このうち、アミロイドβの蓄積を阻む成分として、クルクミンが注目されているのです。

ちょっと専門的な話になりますが、培養細胞系において、ＡＰＰ（Amyloid-beta Precursor Protein）と呼ばれるアミロイド前駆体タンパク質を混ぜて温めていくと、やがて不溶性の

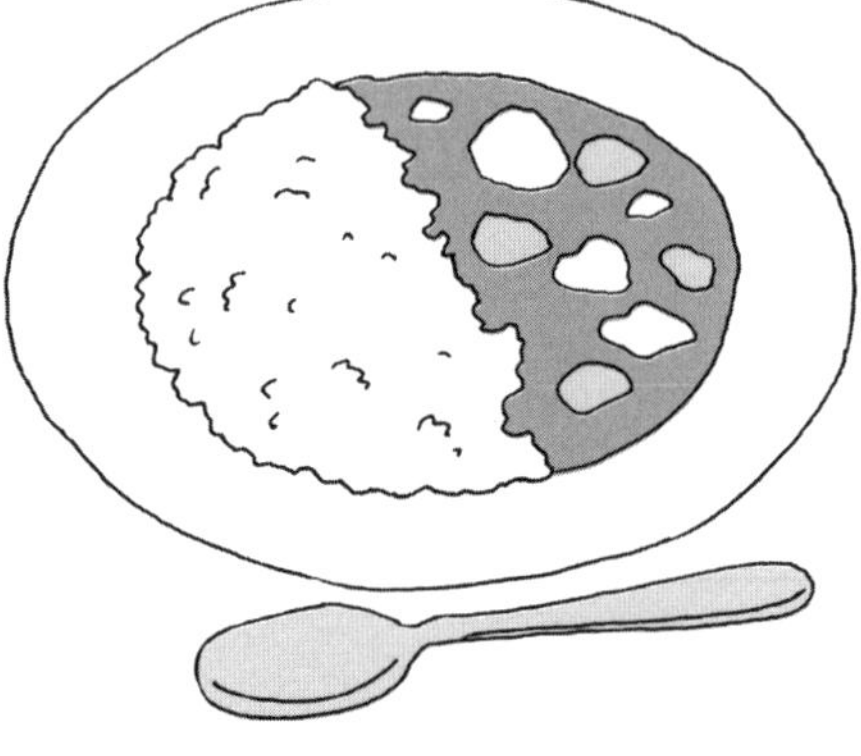

カレーの認知症予防効果が注目されている。

アミロイドβの固まりが生成されます。

ところが、ここに初めからクルクミンを混ぜておくと、凝集しにくいということが、複数の実験で分かってきました（J Biol Chem. 2005;280(7):5892-901.）。

あくまでも実験室における結果ですから、これだけで人間の脳にも当てはまると断言はできませんが、まず細胞レベルでクルクミンの効果が明らかになったわけです。

次に、動物実験では、アルツハイマー型認知症を発症するように遺伝子操作されたネズミに関する論文があります。

そのままの状態では、半年後にアルツハイマー型認知症を発症してしまうのですが、このネズミにクルクミンを混ぜた餌をやっていくと、脳内にアミロイドβがたまりにくくなり、学習行動も正常のままに保たれることが分かりました(Front Pharmacol. 2016; 7: 261.)。

人間においては、アミロイドβの凝集はアルツハイマー病が発症する20年以上前から始まります。つまり、70歳で発症した人も、40代、50代の頃から知らず知らずのうちにアミロイドβの凝集が始まっていたわけです。

逆にいえば、40代、50代の頃から、クルクミンを多く含む食事、つまりカレーを頻繁に食べることで、認知症の進行を防ぐ可能性があるというわけです。

インド人は認知症にならないって本当？

では、疫学調査ではどうなっているでしょうか。

カレーといえばインドの人を思い浮かべる人が多いことでしょう。

実際に、以前、インド人に認知症が少ないという話がありました。しかし、当時のインドは平均寿命が短かったために、認知症を発症する前に死亡するためではないかという反論が出て、立ち消えになってしまいました。

ところがその後、シンガポール人を対象にした研究により、**しばしばカレーを食べる人は、認知症のリスクが半分程度になるという報告が出てきました**（Am J Epidemiol 2006; 164: 898-906.）。

これは、シンガポールに住む60〜93歳の１０１０人を対象にした調査で、カレーをめったに食べない人（半年に1回未満）の認知症発症リスクを1としたときに、ときどき食べる人（半年に1回以上、1カ月に1回未満）は発症リスクが０・６２、しばしば食べる人（ひと月に1回以上）は０・５１と低減しているのです。

この疫学調査は、調査対象の時間的変化を意識せずに、調査時点における複数の対象を横断的に比較する「横断調査」なので、信頼性はそこまで高くないかもしれませんが、先ほどの細胞レベルの実験、動物実験に加えて疫学調査がそろったことで、カレーの予防効果は大きく期待できるといってよいでしょう。

なお、クルクミンは吸収が悪いとの報告もあり、吸収を良くした「ナノクルクミン」が開発されています。

予防薬が待てない？ 今だからこそカレーを食べよう

私自身も、**週に2、3回はカレーを食べています**。カレーには、肉、緑黄色野菜、いも類など、さまざまな食品を入れることができるのもメリットです。

多様な食品をとることもまた、フレイルや老化を防ぐことで認知症の予防につながることが分かっています。

自分で食べるだけでなく、クルクミンが通常の2倍含まれたレトルトカレー商品の監修もしました（東海テレビが販売）。辛味成分がやや多く、豆腐も入っているのが特徴です。

私が、これほどまでにカレーを強く勧めているのには、理由があります。それは、認知症の予防薬がまだ認可されていないためです。

１０４ページで解説しているように、認知症予防薬は現在、治験段階にあり、日本で認可されるまでには早くて3年はかかることでしょう。

3年後ならもうすぐではないかと思われるかもしれませんが、すぐに身近に使えるわけではありません。

予防薬に頼れないのであれば、どうすればよいかというと、生活習慣、運動、食事を見直すことで予防するしかないのです。

健康に見える40代、50代の人であっても、着実に脳内でアミロイドβが凝集しているかもしれません。

論文で効果が報告されているカレーを食べることで、少しでも進行を遅らせることができれば、これほどいいことはありません。

カレーなら手軽に食べることができて、日本人は大好きです。

改めていえば、認知症は死に至るものです。認知機能が低下することで自分を守れなくなり、日常生活でも何かにぶつかって転倒したりすることで、骨折し、寝たきりになる可能性も高くなります。

また、食べ物をうまく飲み込むことができずに、誤嚥性肺炎を起こしやすくもなります。そうして、どんどん寿命が短くなってしまうのです。

60歳で認知症を発症した人は、平均12年で亡くなるというデータもあります。認知症予防薬が認可されていない現状で、そういう人を見ていると、どうにもいたたまれない気持ちになってしまいます。

残念ながら、アルツハイマー病が進行して神経細胞の破壊が始まると、元に戻すことは困難です。ですから、その前の段階であるアミロイドβの凝集を防ぐことを、みなさんにも考えてほしいのです。

認知症を予防するために男も積極的に料理を

さて、話はカレーに戻ります。カレーにはターメリック以外にも、**クミン、フェンネル、クローブ**など、さまざまな香辛料が含まれており、これらは香りや味をつけるだけでなく、薬効もあることが分かっています。

事実、これらのほとんどが漢方薬でも使われる成分でもあります。

ですから、ただ買ってきたレトルトカレーやカレーのルーを使うだけでなく、自分で工夫をして香辛料を加えたりすることもお勧めします。

凝って、香辛料の調合から始めてみるのもいいかもしれません。

カレーならば、料理に慣れていない男性でも作ることができます。男性のなかには、料理などしたことがないという人もいるかもしれませんが、定年退職したら、カレーぐらい自分で作れるようにしておくべきだと私は考えます。

なぜなら、**料理を作ること自体が認知症予防につながる**ためです。料理というのは、材料の選択から、調理法、調理時間、食器選びまで、複雑な手順が必要な作業です。

さらに、一方で下ごしらえをしながら、もう一方で鍋を火にかけて調理するといったように、ときには２つ以上のことを同時に進行させなくてはなりません。このような複雑な作業は、間違いなく脳を活性化させて認知症の予防につながります。

ところが、認知症が現れてくると、こうした作業ができなくなってしまいます。以前は料理をてきぱきと作っていたベテラン主婦が、急に料理を作れなくなってしまうこともあるのです。

料理に手間取るようになってしまった、料理が面倒で外食が多くなったというのは、認知症の黄色信号です。そうした症状が現れたら、周囲の人は認知症の初期症状を疑って、ぜひ専門医に相談するようにしてください。

柑橘類をよく食べる人は認知症になりにくい？

柑橘類と認知症発症の関係

認知症の予防薬が利用できない現在、認知症を予防するには、これまで述べてきたように、40代、50代のうちから、生活習慣、運動、食事を見直すことしかありません。

先ほど、認知症予防にうってつけであると注目されている、カレーについて解説しました。カレーに含まれるクルクミンというポリフェノールの一種には、抗酸化作用、抗炎症作用が認められており、これが認知症予防に効くのではないかと考えられています。

同様に、やはり普段の食事のなかで認知症の予防効果が期待できる別の成分として、柑橘類に含まれる「**ノビレチン**」をここでは紹介しましょう。

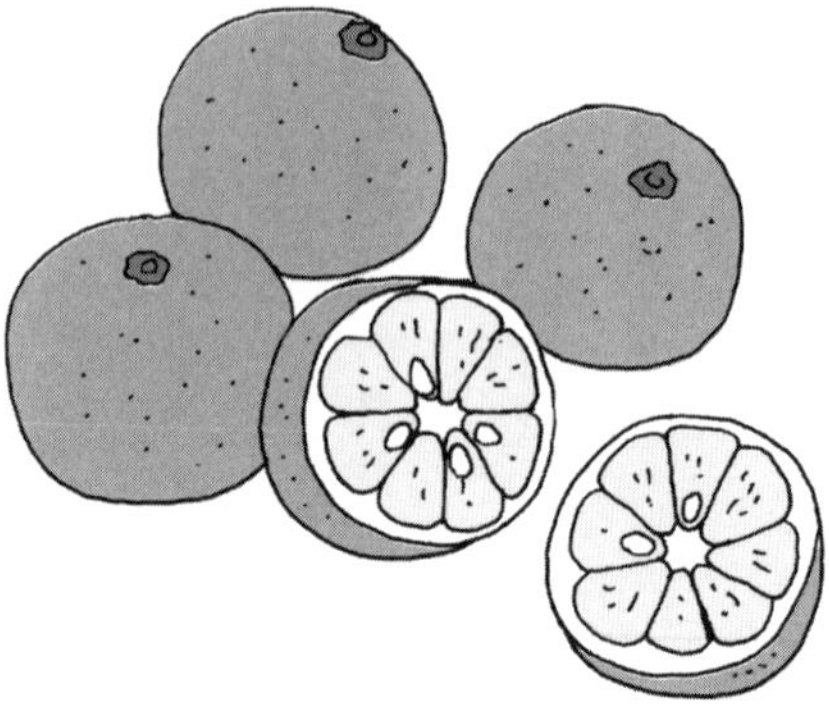

柑橘類に含まれる「ノビレチン」というポリフェノールを特に多く含むのがシークワーサー。

２０１７年５月、認知症予防について非常に興味深い論文が発表されました。

１万３３７３人の日本人を対象にした東北大学のコホート研究（疫学研究の一つで、ある要因を実施したグループとしないグループとを分けて疾病の発生率を比較する）において、みかんなどの柑橘類が認知症予防に効果があると示されたのです（British Journal of Nutrition. 2017;117(8):1174-1180.）。

具体的には、柑橘類を食べる頻度が「週に２回以下」の人に比べて、「週に３～４回」食べる人では、認知症を発症するリスクが８％低下、「ほぼ毎日食べている」人では14％も低下していたのです。

では、柑橘類のどのような成分が認知症予防

沖縄県は他の地域に比べ発症率が低い

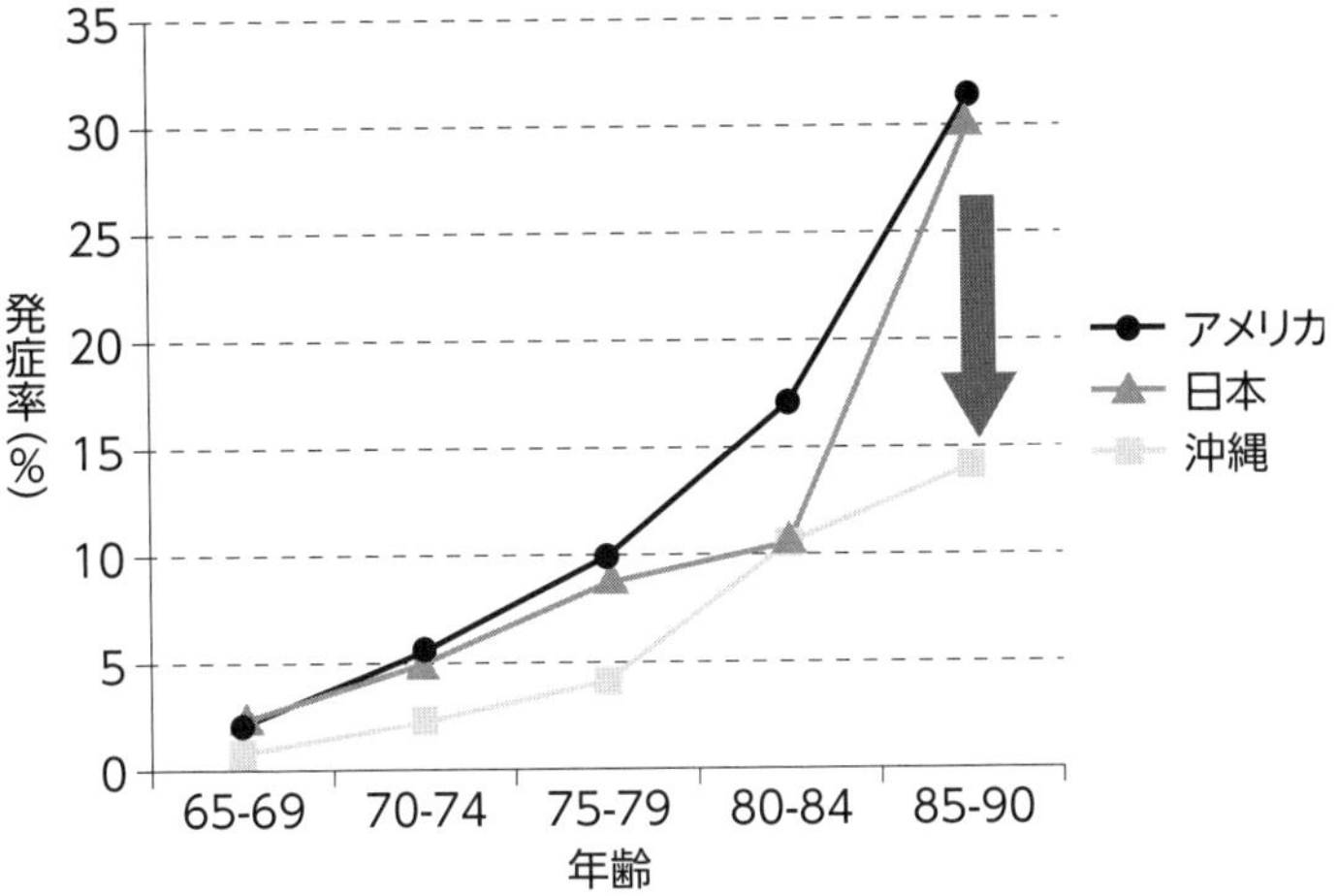

沖縄県は、他の地域に比べ発症率が低く、特に85〜90歳では日本全体に比べて半分以下となっている。（出典:J Am Geriatr Soc. 1999;47:189-95. Mayo Clin Proc. 1996;71:275-82. Int J Epidemiol. 1995; 24:373-80. のデータより作成）

に効果があるのでしょうか。

それが、近年になってメディアなどでも注目されている柑橘フラボノイド（ポリフェノールの一種）の「ノビレチン」です。

ノビレチンには、抗酸化作用、抗糖化作用、抗炎症作用があることが知られており、認知症を引き起こすような脳の神経変性の疾患に対して、予防や改善の効果を期待できることが、さまざまな論文で報告されています。

沖縄で認知症の発症率が低い理由

柑橘類のなかでもノビレチンの含有量が多いのは、沖縄県北部の長寿村として知られる大宜味《おおぎみ》村特産の**シークワーサー**です。

同じ柑橘系の温州ミカンに比べて、10倍から20倍のノビレチンが含まれています。

実は、沖縄県では認知症の発症率が、他県に比べて低いことが知られています。その理由の一つがシークワーサーなのではないか、ということで、さまざまな研究が進められてきたのです。

ノビレチンに関する研究は着実に進んでおり、アルツハイマーを発症するよう遺伝子操作したマウスを使った動物実験では、マウスにノビレチンを投与することでアミロイドβの蓄積が抑制されることが分かっています(J Pharmacol Exp Ther. 2008 Sep;326(3):739-44.)。

さらに近年では、新しい研究結果が次々に発表されてきました。

ノビレチンによる高い神経突起伸長活性

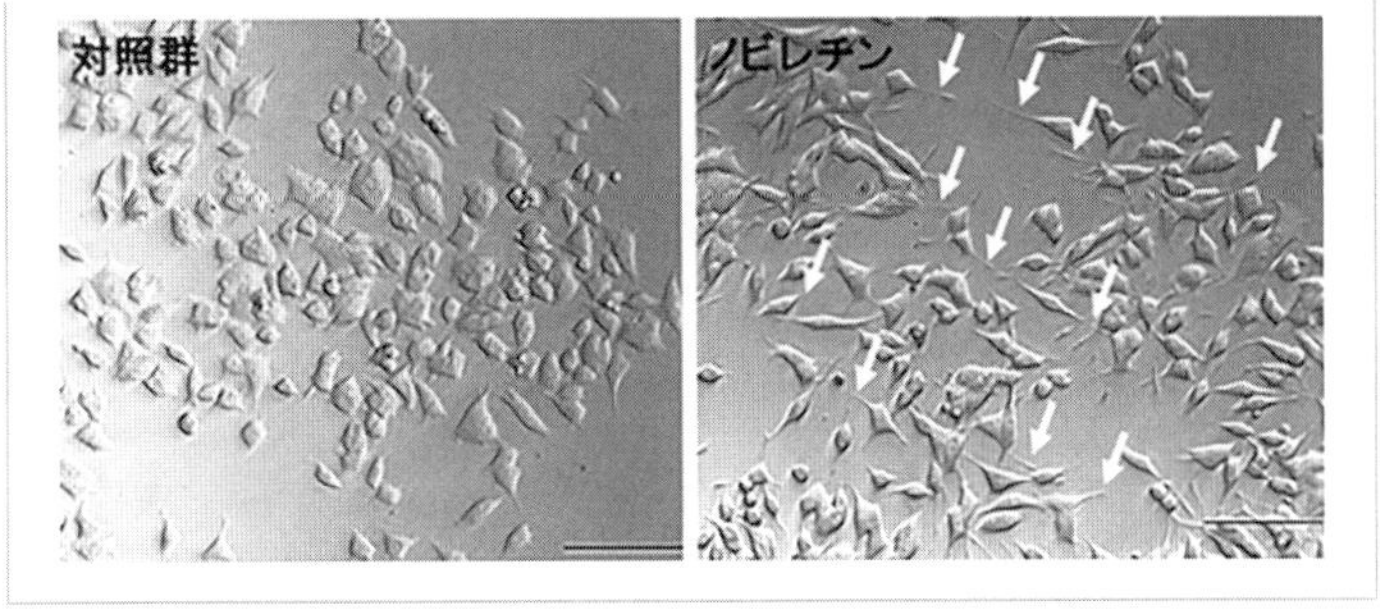

PC12細胞の培養液にノビレチン50μMを添加して培養。添加48時間後の顕微鏡写真
（写真提供:ロート製薬）

脳神経細胞のネットワークを増やす

新しい研究成果の一つは、ノビレチンに**神経細胞の突起を増やす**効果があるというものです。

私は、神経分化のモデルである未分化の「ＰＣ12細胞」の培養液に、ノビレチンを添加するという実験を、ロート製薬と共同で行いました。

すると、ＰＣ12細胞の神経突起が伸びて活性化するという結果が出ました。

脳の神経細胞というのは、それぞれが単独で存在してもほとんど意味がありません。神経細胞から伸びた突起が、別の神経細胞と接続してネットワークを増やすことが大切なのです。

ネットワークが密になれば、それだけ多くの情報をやり取りすることができます。

DHAやイチョウ葉以上の伸長活性を持つ

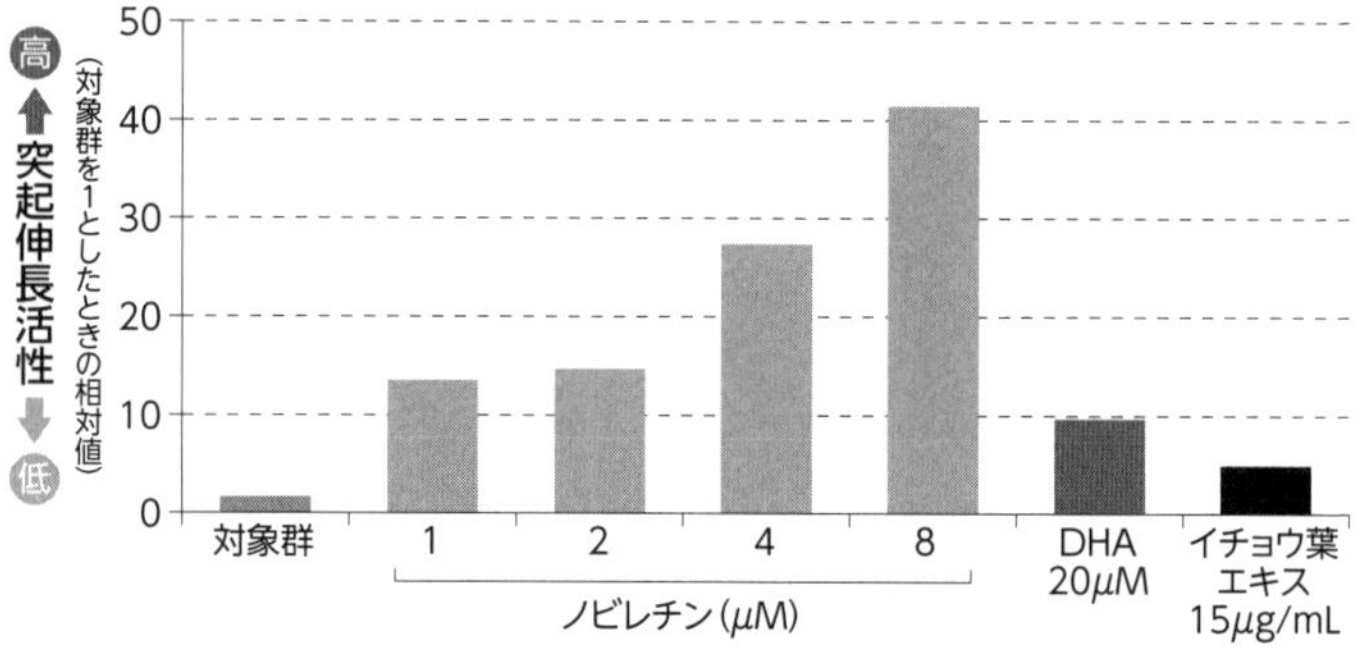

ノビレチンは、DHAやイチョウ葉以上に神経細胞の突起を伸長させる効果がある。ノビレチン添加（1〜8μM）、DHA添加（20μM）、イチョウ葉添加（15μg/mL）の比較。対象群を1としたときの相対値。（データ：ロート製薬）

また、ネットワークが密になれば、脳内の一部に問題が発生しても、新たな迂回路を容易に作ることができ、それだけ記憶が保たれやすくなるわけです。

認知症の発症を防ぐ要素として、60ページでは、コグニティブ・リザーブ（認知機能の予備力）を増すことが大切だと説明しました。ノビレチンは、まさにそれを促進する効果があるのです。

しかも、低濃度のノビレチンで十分に有効であることが分かりました。

脳に良いとされているDHAやイチョウ葉と比べても、その効果は注目に値します。

現在、機能性表示食品として、「中高年の認知機能の維持に効果がある」と表記できるのはD

ＨＡとイチョウ葉だけです。

確かに、この両者については、多くの論文が発表されていて効果は確かなものですが、ノビレチンはそれよりも神経細胞の突起を増やす効果がありました。

今後、研究が進められていけば、その効能も解明されていくことでしょう。

神経細胞の突起を伸ばすだけでなく、ノビレチンには神経細胞を成熟化させる機能を持つＡＴＰ（アデノシン３リン酸）産生を促進することも報告されています。

また、興味深いことに、ノビレチンとＤＨＡを一緒に摂取することで、両者の値を足した以上に、神経細胞の突起が増えることも分かりました。何らかの相乗効果がもたらされるのでしょう。１＋１が２になるのではなく、３になるイメージです。

ですから、ＤＨＡをたっぷり含む魚介類とシークワーサーを同時に食べるのは効果がある可能性があります。

ノビレチンは脳の神経細胞に直接働く

もちろん、いくら培養液内でノビレチンに神経細胞活性化の効果が出たとしても、人体

カフェインと同等の脳への透過性

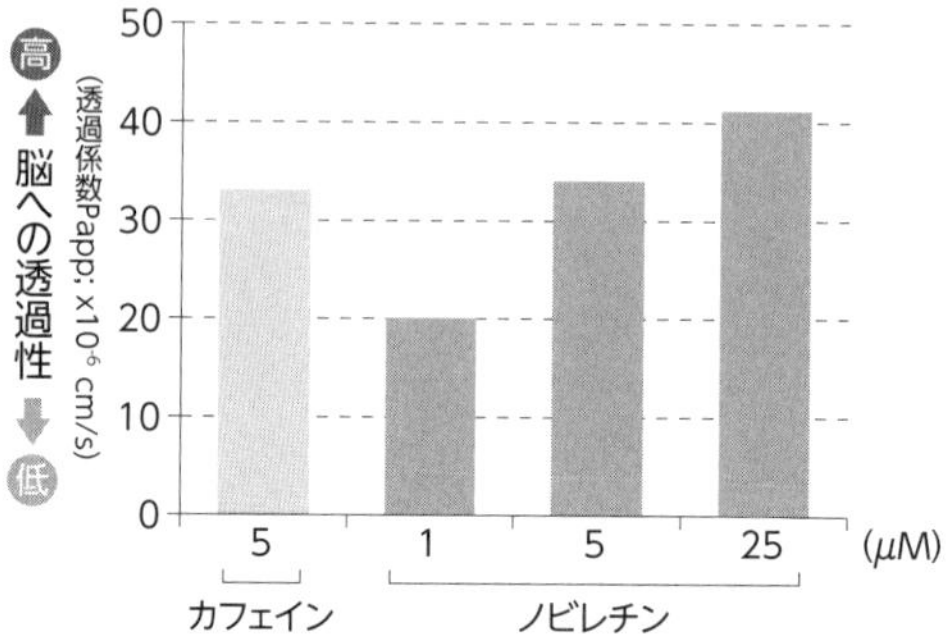

モデル細胞による血液脳関門モデルを用いて、ノビレチンの透過性を測定した。ノビレチンは、カフェインと同等以上の高い透過性を示した。(データ:ロート製薬)

で同じように働くとは限りません。

人体には、血液中の物質が脳内にむやみに移動しないよう、「**血液脳関門**」という〝門番〟の働きをする器官があります。さもないと、脳にとって有害な物質が侵入して生命維持を危うくしてしまうからです。

具体的には、脳のエネルギー源となるブドウ糖やアミノ酸は通しますが、高分子のたんぱく質、脂質などは通しにくくなっています。

また、カフェイン、ニコチン、アルコールは通します。そのために、こうした物質を摂取すると、脳の神経細胞に直接働いて、気分を高揚させたり落ち着かせたりするわけです。

では、ノビレチンは血液脳関門を通過できるのでしょうか。血液脳関門モデルを用いて評価してみました。

すると、脳への移行度（血液脳関門の透過性）が高いとされている**カフェインと同等のレベル**であることが確認されました。

つまり、私たちが摂取したノビレチンは脳まで届くと推測でき、脳において神経細胞に直接働きかけることができるということです。だからこそ、中高年の認知機能の維持に対して効果が期待できるのです。

そのほか、ノビレチンの効果を裏付ける論文が発表されています。アルツハイマー病の初期段階であるアミロイドβの蓄積を抑制する効果のほかに、次の段階に進んだときに現れるタウというたんぱく質の蓄積を抑制する効果、活性酸素による神経毒性を抑制する効果、そして、シナプス伝達の機能不全を防いで活性化させる効果などです（A. Nakajima et al. Neuroprotective Effects of Phytochemicals in Neurological Disorders. Wiley Blackwell 2017.）。

さらには、排尿障害を改善する機能も報告されており、高齢者の生活の質（ＱＯＬ）を向上させることで認知症の進行を遅らせるという効果も期待できます。

すでに紹介したカレーのクルクミンに比べると、臨床データがまだそろっていませんが、それでも実験室においてはこうした複合的な機能をノビチンが持つことが分かってきました。

こうした意味でも、ノビレチンは、大いに期待できる成分の一つといってよいでしょう。

「増やしたい食品」と「減らしたい食品」

食事は多様性とバランスが大切

認知症予防に効果が期待される食品成分として、カレーの香辛料ターメリック（ウコン）に含まれるクルクミン、そして柑橘類のシークワーサーに含まれるノビレチンを紹介してきました。

しかし、この2つが効果的だからといって、極端な話ですが、毎食カレーとシークワーサーだけを食べていれば認知症が防げる、というわけではありません。

認知症予防には単一の成分や栄養素がよいというわけではなく、食事全体を考えていく必要があります。

多様な食品を摂取する人ほどリスクが低い

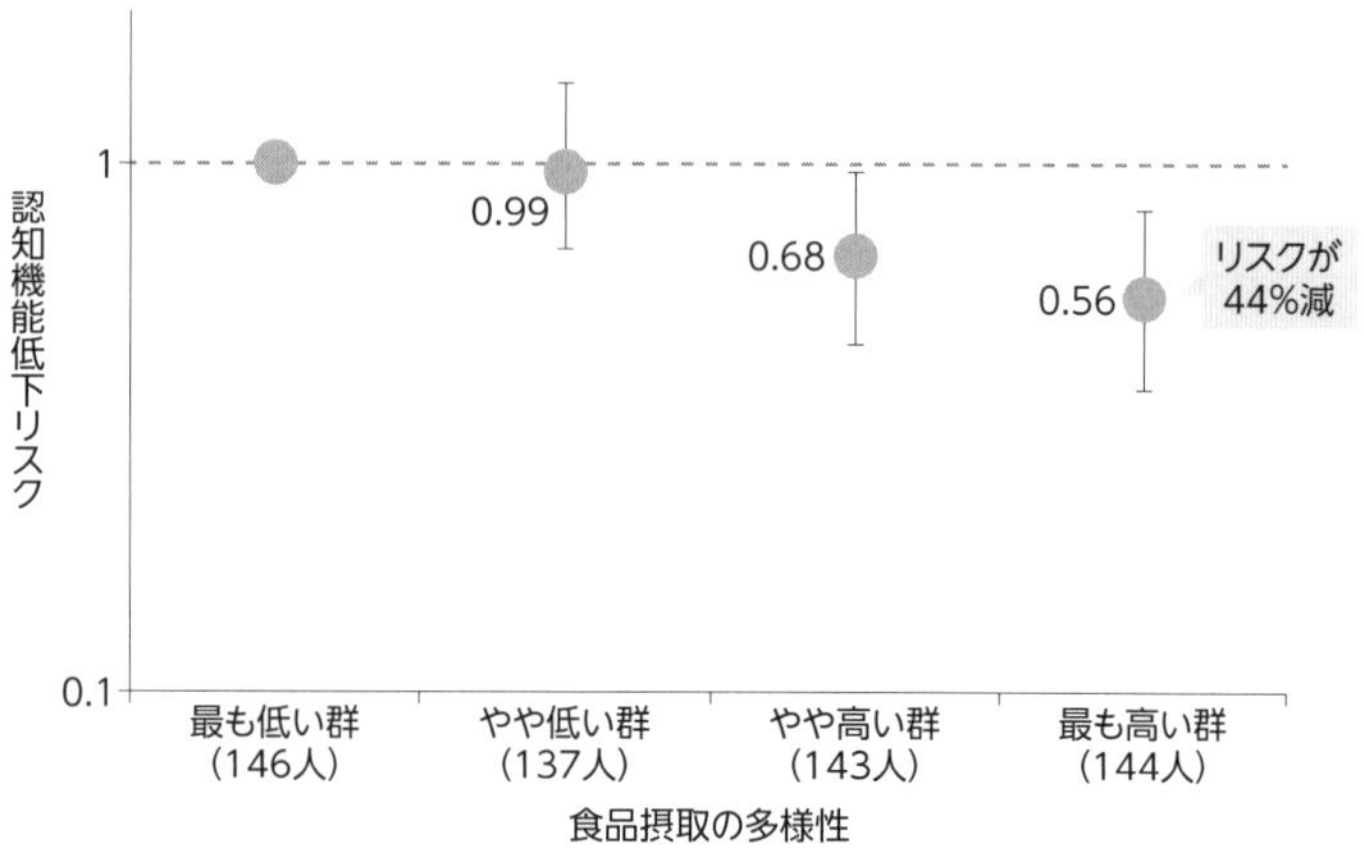

60～81歳の男性298人、女性272人を対象に、食品摂取の多様性と認知機能との関連を調べた結果。縦軸は対数表示。（出典:Geriatr Gerontol Int. 2017 Jun;17(6):937-944.より作成）

では、どのような食事がよいのでしょうか。

国立長寿医療研究センターの大塚礼氏らは、愛知県内に住む人を対象に、「さまざまな種類の食品を食べている人」と「そうではない人」とに分けて、10年にわたり追跡調査しました。

その結果、この2つのグループの認知機能に差が出たのです。さまざまな食品をとっている人は、そうではない人に比べ、**認知機能の低下リスクが44%も抑えられました**（Geriatr Gerontol Int. 2017 Jun;17(6):937-944.）。

これだけで厳密に言い切れるわけではないものの、食事を単調なものにするの

リスクが低かった人が多めに食べていた食材

1. **大豆・大豆製品**（豆料理、納豆、豆腐など）
2. **牛乳および乳製品**（牛乳、ヨーグルト、チーズなど）
3. **緑黄色野菜・淡色野菜**（かぼちゃ、にんじん、小松菜、白菜、レタス、たまねぎなど）
4. **海藻類**（わかめ、昆布、めかぶ、もずくなど）

久山町研究より。（出典: Am J Clin Nutr. 2013 May;97(5):1076-82.）

ではなく、なるべく多くの食材を組み合わせた多様性のあるものにすることが、認知症の予防につながるというわけです。

具体的にどのような食品が認知症予防に効果的なのかについては、福岡県久山町を舞台にした九州大学の調査があります。

久山町は人口が８６００人ほどの町ですが、年齢や職業の分布が日本全体の割合と似ていることから、さまざまな疫学調査が行われてきました。

その一つが、１９８８年から15年間にわたり、約１０００人の住民を対象に実施された追跡調査です。それによると、上の４つの食材を多めにとっていた人が、認知症の発症リスクが低いという結果になりました（Am J Clin Nutr. 2013 May;97(5):1076-82.）。

もちろん、これらだけを食べればよいというのではなく、ほかの食材と組み合わせてなるべく多めにとることが大切です。また、これらの食材を一度にたくさんとっても意味がありません。長期にわたって、できるだけ毎日とり続けるからこそ効果が期待できるのです。

牛乳、乳製品については、欧米人を対象にした調査を基にして、とりすぎの弊害を指摘する人がいますが、日本人のほとんどは、とりすぎというよりも、とらなすぎの状態です。積極的にとっていいと思います。

米と酒は減らしたほうがいい？

この久山町の調査をさらに詳しく精査して、平均的な日本人にとって認知症予防のために「増やすといい食品」と「減らすといい食品」をまとめたのが次の図です。

この「増やすといい食品」と「減らすといい食品」の食事パターンの傾向が強い人は、そうでない人に比べて、認知症の発症リスクが４割低いという結果になりました。

「増やすといい食品」としては、先ほど挙げた４つのほかに、**果物、魚、芋類、卵**がよいとされています。

認知症予防につながる食事

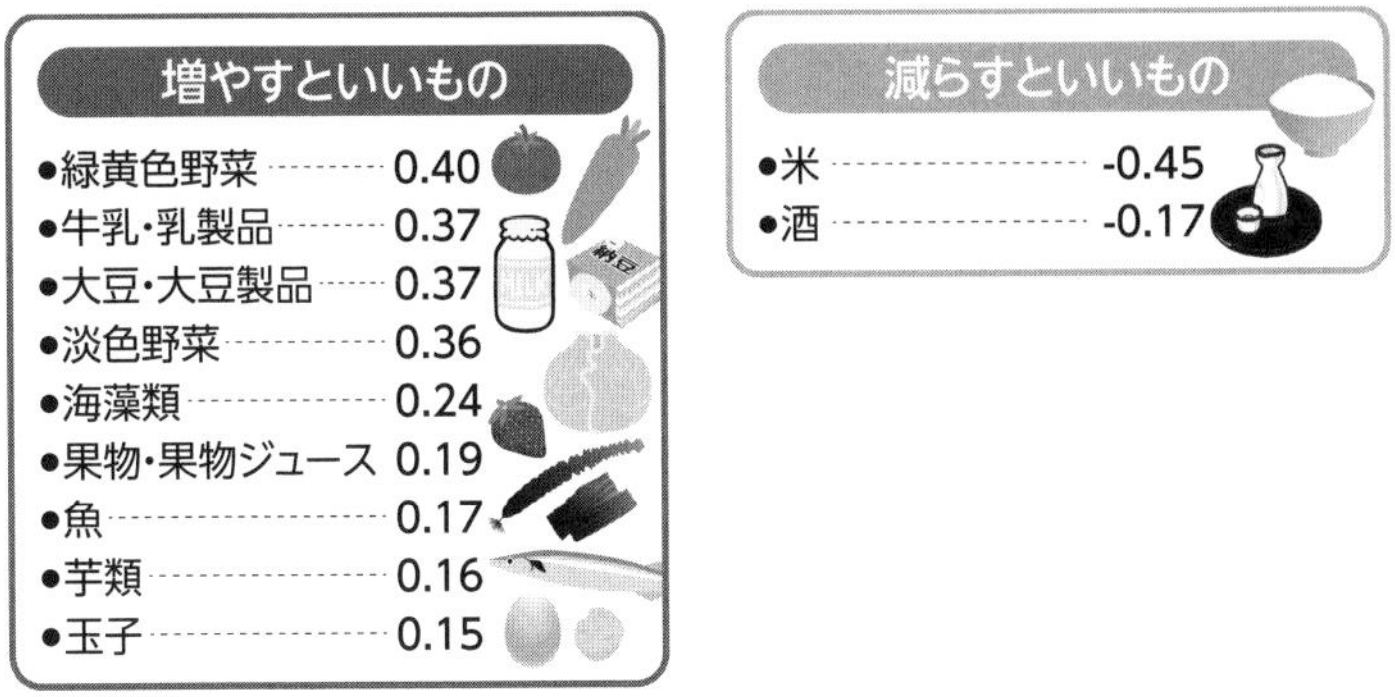

九州大学の久山町研究の結果から、認知症予防のために、増やすといい食品と、減らすといい食品をまとめた。それぞれの数値は影響の大きさを示す。（出典:Am J Clin Nutr. 2013 May;97(5):1076-82.を基に作成）

一方、米と酒は減らすとよいという結果が出ました。これは決してご飯を食べるのが悪いというのではなく、これまでの我が国の伝統的な食卓では、ご飯をとりすぎることでほかの食品が食べられなくなり、結果的に食事の多様性が下がってしまったことによります。ご飯をほどほどに食べて、多様なおかずをとることを心がけてください。

酒については、適量ならば周囲とのコミュニケーションの潤滑油にもなります。適量がいくらかは、アルコール分解酵素の働きが高い人と働きが低い人（酒を飲んで顔がすぐに赤くなる人、またはすぐに気分が悪くなる人）によって異なりますが、日本酒で1合、ビールで中びん1本が目安です。それ以上の日常的な飲酒は、認知症のリスクを高めてしまいます。

また、**ポリフェノールが豊富な赤ワインには動脈硬化予防の効果が期待できます**。フランスのボルドー大学の研究によると、毎日赤ワインを３～４杯（２５０～５００mL）飲む人は、飲まない人に比べて、アルツハイマー型認知症の発症リスクが４分の１だったという報告があります(Rev Neurol (Paris). 1997 Apr;153(3):185-92.)。

ただし、これは赤ワインだけが認知症の予防にいいのではなく、チーズなどの乳製品や、オリーブオイルや野菜を使ったワインに合う食事をとっていたからである可能性も考えられます。

さらに、この研究はアルコール分解酵素の働きが高いフランス人を対象にしたものなので、日本人にはもっと少ないほうが適量かもしれませんし、もともとお酒が飲めない人が無理に飲む必要もありません。

さまざまなポリフェノールの効果

ポリフェノールというと日本では赤ワインばかりが有名になってしまいましたが、ほと

ポリフェノールの原因たんぱく質の重合阻害作用

ポリフェノールの種類	食材	βたんぱく質の重合阻害効果を示す濃度(μM)*
クルクミン	ターメリック(ウコン)	1.7
デルフィニジン	ナス	3
エピガロカテキン	緑茶	2
ミリセチン	ワイン	0.9
テアフラビン	紅茶	2

*数値が小さいほど低濃度で働く、つまり効能が高いことを示す。(出典:Biochemistry. 2006;45(19):6085-6094.より一部改変)

んどの植物が持つ苦みや色素の成分で、身近な食品では**緑茶、コーヒー、緑黄色野菜、芋類、ウコン、ソバ**などに含まれています。

こうしたポリフェノールの種類によっては、認知症予防に効果があるのではないかという研究も進められています。

これまで紹介したクルクミン、ノビレチンもポリフェノールであり、そのほかにもワインに含まれる**ミリセチン**、紅茶に含まれる**テアフラビン**、緑茶に含まれる**エピガロカテキン**には、認知症の進行に関係するアミロイドβなどのたんぱく質の集積を阻害する作用があることが分かっています。

上の表では、数値が小さいほど低濃度で働く、つまり効能が高いことを示しています。おおまかにいって、2以下ならば大きな効果があるといってよいでしょう。

これは、あくまでも試験管内での実験結果に基づくものですので、必ずしも私たちの脳内にそのまま当てはまるとは限りません。

とはいえ、すでに紹介したクルクミンのように、疫学調査や動物実験などの研究結果と合わせることにより、今後はさらに働きが解明されていくことでしょう。

効果的なサプリメントのとり方

ポリフェノール以外にも、認知症に効果的な食品成分として注目されているものには、**ビタミンC、カロテン、ビタミンE、DHA、EPA、イチョウ葉**などがあります。

このうち、機能性表示食品として販売されているのは、ＤＨＡとイチョウ葉であり、この2成分については中高年の認知機能の維持に効果があると表記できることになっています。

こうした成分については、サプリメントでおなじみの方も多いでしょう。特定の成分が認知症予防に効くと分かれば、その成分をサプリメントでとったほうが効果的だという考えもあります。しかしながら、サプリメントで完全に認知症を予防したり、治したりすることはできないと思います。

それを踏まえたうえで、私自身は、サプリメントを有効に使うことには賛成です。特に、中高年になると食事の量がどうしても減るために、必要な栄養素を食事だけではまかなえないことがあるからです。

ただし、認知症の予防としてサプリメントをとる際には、頭に入れておくべきことがいくつかあります。

第一に、サプリメントは薬ではないので、効用を期待しすぎないということです。薬品として認可されるためには、厳密な実験をして効用はもちろん副作用についてもきちんとしたデータを提出する必要があるために、膨大な時間と何十億円という開発費用がかかっています。

そこまでは金と時間をかけられないけれども、そこそこデータがあるというのがサプリメントだと考えるといいでしょう。あくまでも薬ではなく、必ずしも効くとは限らないというスタンスで飲むのがいいと思います。

発症してからサプリをとっても手遅れ？

第二に、これまで述べてきた運動や生活習慣と同じく、認知症に対する効果があるとしても、それは認知症の予防に限るということです。

少なくとも、アミロイドβがたまり始めたという段階の人には効果があるかもしれませんが、すでに認知症を発症してしまった人を治すことはできません。

すでに神経細胞が壊れてしまっては、いくらそこに材料を与えても元に戻すことはできないのです。

言い換えれば、認知症になっていない40～60代くらいの人が、食事とサプリに気を使うことが大切なのであって、発症してしまった人があわてて摂取しても残念ながら効果はありません。

もし、あったとしても進行をゆるやかにできることくらいでしょう。

一部には、認知症は治癒《ちゆ》が可能だとして、サプリメントの摂取を中心にして高額な治療費をとる商法を見かけますが、それには何のエビデンスもありません。

第三に、サプリメントを過剰に摂取しないということです。例えば、食品であるシークワーサーを一度に何十個も食べることは不可能ですが、サプリメントではそれが簡単にできてしまいます。シークワーサーに含まれるノビレチンを効率的にとるには、ロート製薬から販売されている「ノビリンクＥＸ」を摂取するのがよいのですが、だからといってこのサプリをとりすぎるのもよくありません。

ノビレチンにしてもクルクミンにしても、認知症予防の効果を期待して、とりすぎていいことはありません。目安量を守るようにしてください。

第 5 章

認知症予防の効果が「より高い」運動はどれ？

どんな運動が認知症予防になる？

週3回、30分の早歩きでOK

積極的な認知症予防の方法として、ここでは、運動について最新の研究報告を交えて紹介していきましょう。

ひと口に運動といっても、さまざまな種類があり、それぞれに効果がありますが、認知症の予防につながる効果がはっきりと報告されているのは、**有酸素運動**です。

ご存じのように、有酸素運動とは、**ウォーキング、ジョギング、エアロビクス**など、それほど強すぎない力を長時間筋肉にかけ続ける運動のことです。

海外の論文ですが、認知症を発症していない高齢者４６１５人を5年間追跡調査した結

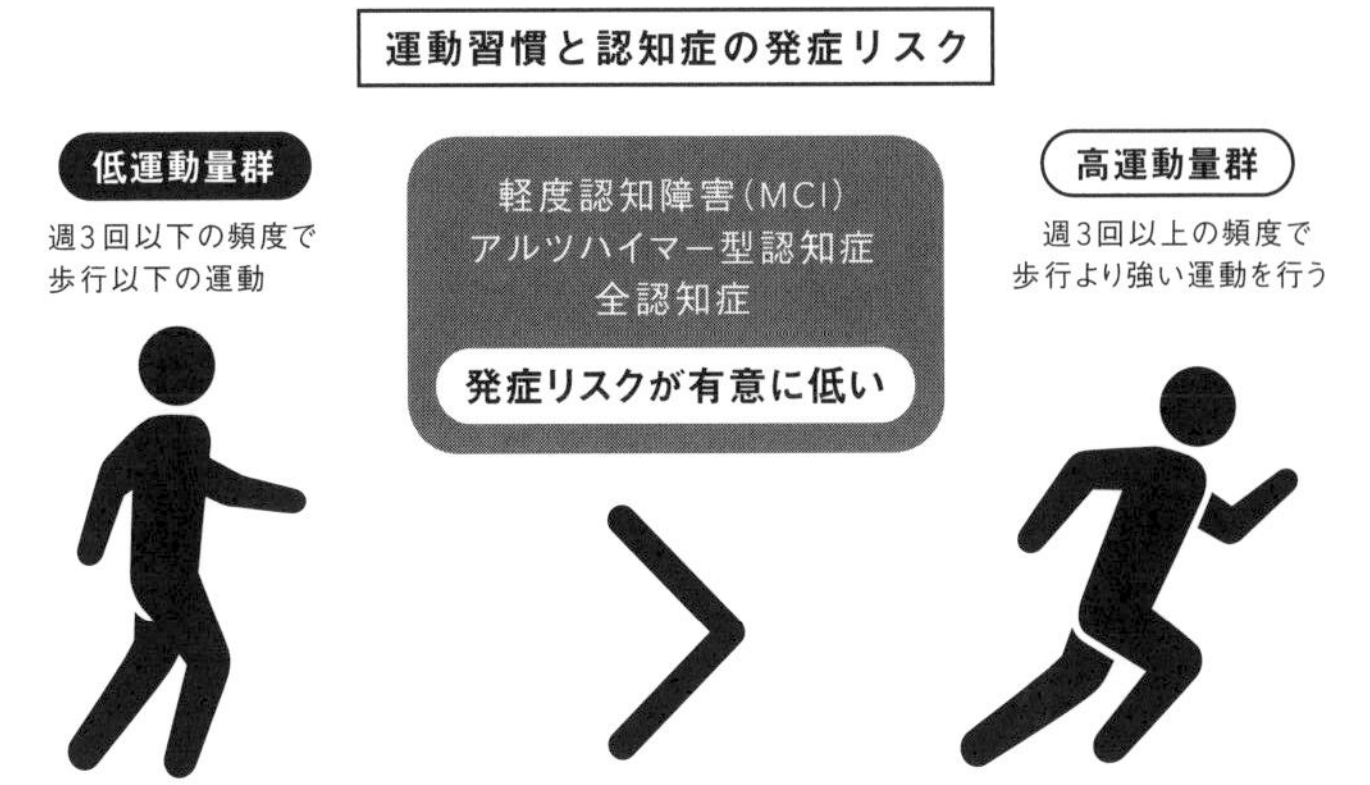

高運動量群（週3回以上の頻度で歩行より強い運動をしているグループ）は、低運動量群（週3回以下の頻度で歩行以下の運動）に比べて、軽度認知障害（MCI）、アルツハイマー型認知症、全認知症を発症するリスクが、いずれも有意に低かった。（出典:Arch Neurol. 2001;58(3):498-504.より作成）

果、**歩行よりも強い有酸素運動を週３日以上行っていた人たち**は、そうでない人たちに比べて、軽度認知障害（ＭＣＩ）、アルツハイマー型認知症、全認知症を発症するリスクが、いずれも有意に低いことが分かりました（Arch Neurol. 2001;58(3):498-504.）。

では、有酸素運動によって、なぜ認知症が予防できるのでしょうか。それには、いくつかの理由が考えられます。

一つは、筋肉を動かすことによって心拍数が増加し、**脳の血流や脳の酸素摂取量が増える**ためでしょう。血流が増えると、脳のなかで〝ゴミ〟となるアミロイドβの蓄積を防げるのではないかと想像できます。

もう一つ重要なのは、有酸素運動をするこ

とで、**ＢＤＮＦ（脳由来神経栄養因子）というたんぱく質の一種が、脳内で生成される**ことです。

以前は、脳の神経細胞は年を取っても増えることはないといわれていました。しかし、ＢＤＮＦが活性化することで、脳の神経細胞の数やネットワークが増えることが分かってきました。

つまり、有酸素運動をすると高齢者でも脳のネットワークが発達するかもしれないということです。

それでは、どれぐらいの有酸素運動をすればいいのでしょうか？

これまで運動習慣がなかった人は、まず週3回、30分間の**早歩き**を目標にしてみましょう。犬を飼っている方ならば、毎朝の犬の散歩が一番です。天気のいい日に、さっさと歩く習慣をつけてください。犬は元気に歩く犬のほうがいいですね。自然と早歩きになりますから。

認知症予防の効果が期待できる「コグニサイズ」

コグニサイズにより認知機能が改善

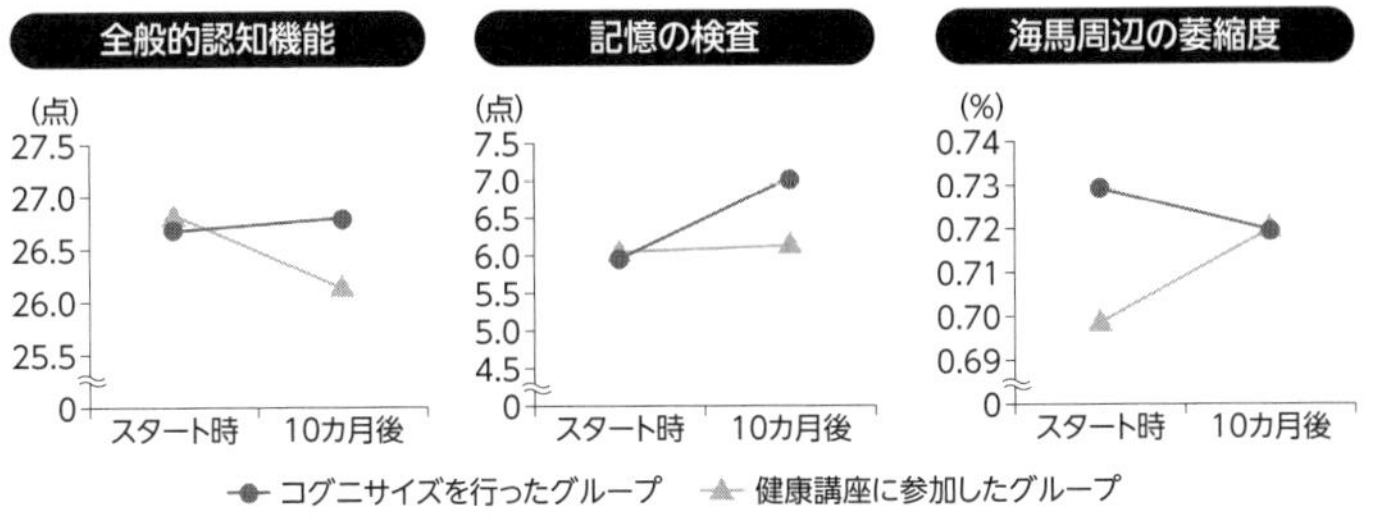

MCIの高齢者308人を対象にした国立長寿医療研究センターと愛知県大府市の共同研究では、週1回90分のコグニサイズを10カ月続けたグループは、やらなかったグループに比べ、認知機能の低下が抑えられ、記憶力や言語能力が向上し、海馬の萎縮も抑えられていた。（データ:国立長寿医療研究センター）

有酸素運動のなかでも、私が長年勤めてきた国立長寿医療研究センターで提唱・実践しているのが、体を動かしながら脳を鍛える「**コグニサイズ**」です。

コグニサイズとは、「コグニション」（認知活動）と「エクササイズ」（運動）を合わせた造語です。

例えば、左右にステップを踏みながら（有酸素運動）、歩数が3の倍数になったところで手を叩く（認知活動）というように、**単に体を動かすだけでなく、頭を使って課題に取り組む**ことで、体と頭を活性化するのが目的です。

すでに説明したように、認知活動によって脳のネットワークを増やし、「コグニティブ・リザーブ（脳の予備能力）」を発達させることは、認知症の予防につながります。ですから、頭を使う課題というのは、簡単にできるものではなく、ぼんやりしていると間違えてしまうようなものである必要があります。

事実、認知症予備軍といわれる軽度認知障害（ＭＣＩ）の状態の人にコグニサイズを実施することで、発症の確率が下がることが分かってきました。

75ページでは、ＭＣＩと診断された人に何の対策もしなければ、５年間で50％が認知症を発症するという報告があると述べました（J Pediatr Hematol Oncol. 2004;26(10):631-5.）。ところが、コグニサイズを実施すると、認知機能の低下が抑えられるのです。

ＭＣＩの高齢者３０８人を対象に行った国立長寿医療研究センターと愛知県大府市の共同研究では、週1回90分のコグニサイズを10カ月続けたグループは、やらなかったグループに比べて、認知機能の低下が抑えられ、記憶力や言語能力が向上し、さらに記憶をつかさどる海馬の萎縮も抑えられていました。

一人でもグループでもできるコグニサイズ

有酸素運動と知的活動を組み合わせた動きならば、さまざまなものがコグニサイズになりえます。

足踏みコグニサイズ

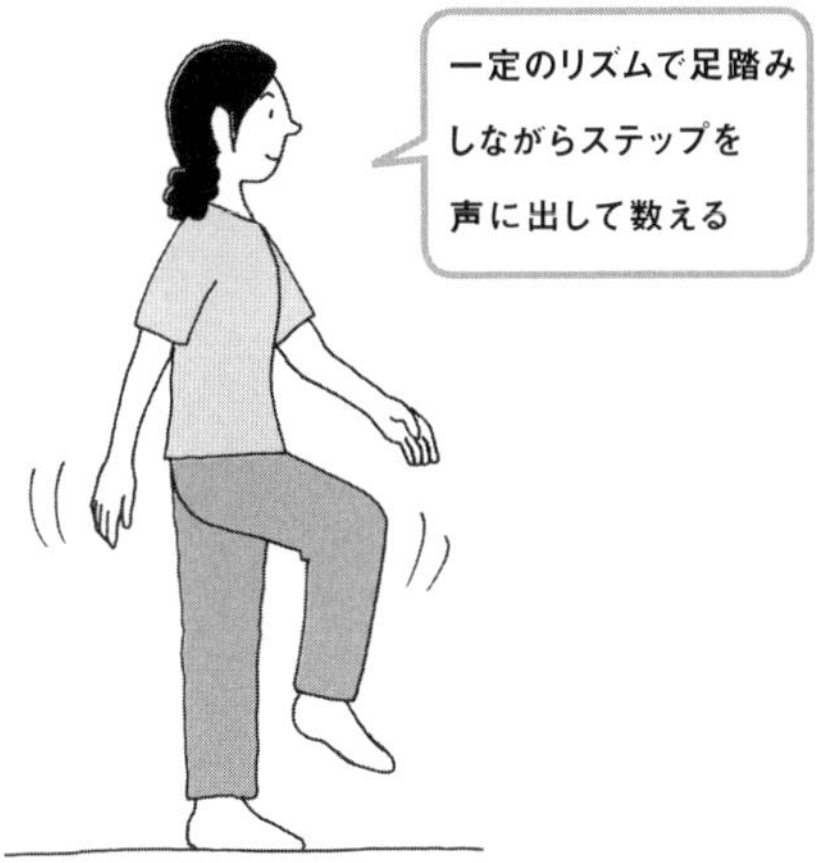

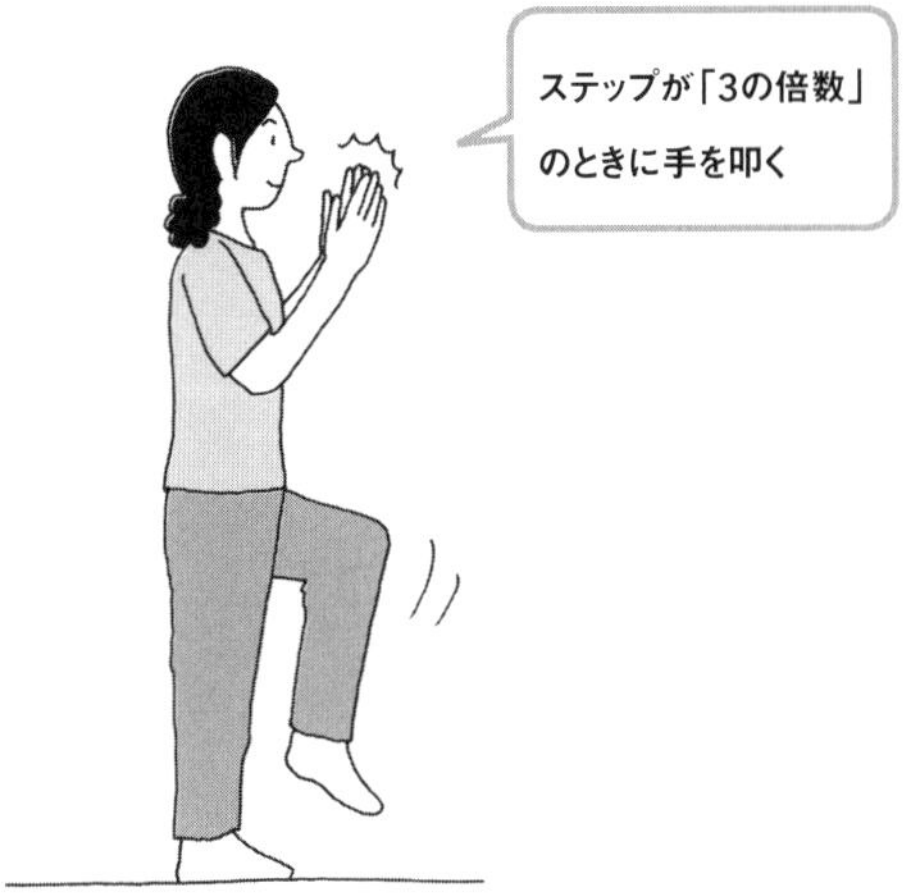

一定のリズムで足踏みをしながら、声に出して数をかぞえる。そして、3の倍数に当たるステップで、声に出さずに手を叩く。

すでに数多くのコグニサイズが考案されていますので、そのなかから、ここでは家のなかで一人でもできる例を紹介しましょう。

まず、**足踏み**をしながら計算をするコグニサイズです。

まず、ステップの数を「1、2、3、4……」と声を出しながら、一定のリズムで足踏みをしてください。

あごを引いて背筋はまっすぐ、腕を大きく振ります。

そして、ももをできるだけ高く上げるのがポイントです。無理がない範囲で、少し息が上がるくらいがいいでしょう。

さらに、「3の倍数」に当たるステップで、声を出さずに手を叩いてみましょう。つまり、3、6、9……と3つごとに手を叩くわけです。

簡単そうに見えますが、しっかり頭を使っていないと、つい間違えてしまいます。

1日30分、週に3日以上行うのがお勧めです。

3の倍数で間違えずにできたら、3以外の倍数で行ってみましょう。また、100から3つずつ引き算をしながら足踏みをしていくなど、さまざまな応用が考えられます。

続いて、「**コグニステップ**」を紹介します。

両足で立った状態から、1で右足を右横に出す、2で右足を元に戻す、3で左足を左横に出す、4で左足を元に戻すステップまでを1セットとします。

これを繰り返しながら、3の倍数のステップのときに手を叩きます。

3の倍数で間違えずにできたら、前後に動くステップも加えてみたり、3以外の倍数で行ってみたりなど、応用して行いましょう。

このほかにも、2人以上で行うものとして、歩きながら（足踏みしながら）計算やしりとりをするコグニサイズもあります。

詳しくは、国立長寿医療研究センターが発行しているコグニサイズのパンフレットをご覧ください（https://www.ncgg.go.jp/cgss/department/cre/documents/cogni.pdf）。

インターネットのYouTubeでは、さまざまなコグニサイズの例を見ることができます。「コグニサイズ」で検索してみてください。

また、ＮＨＫ健康チャンネルのサイトでは、コグニサイズを中心とした運動が10種類ほど紹介されています（https://www.nhk.or.jp/kenko/special/ninchishou-movie/sp_3.html）。

コグニステップ

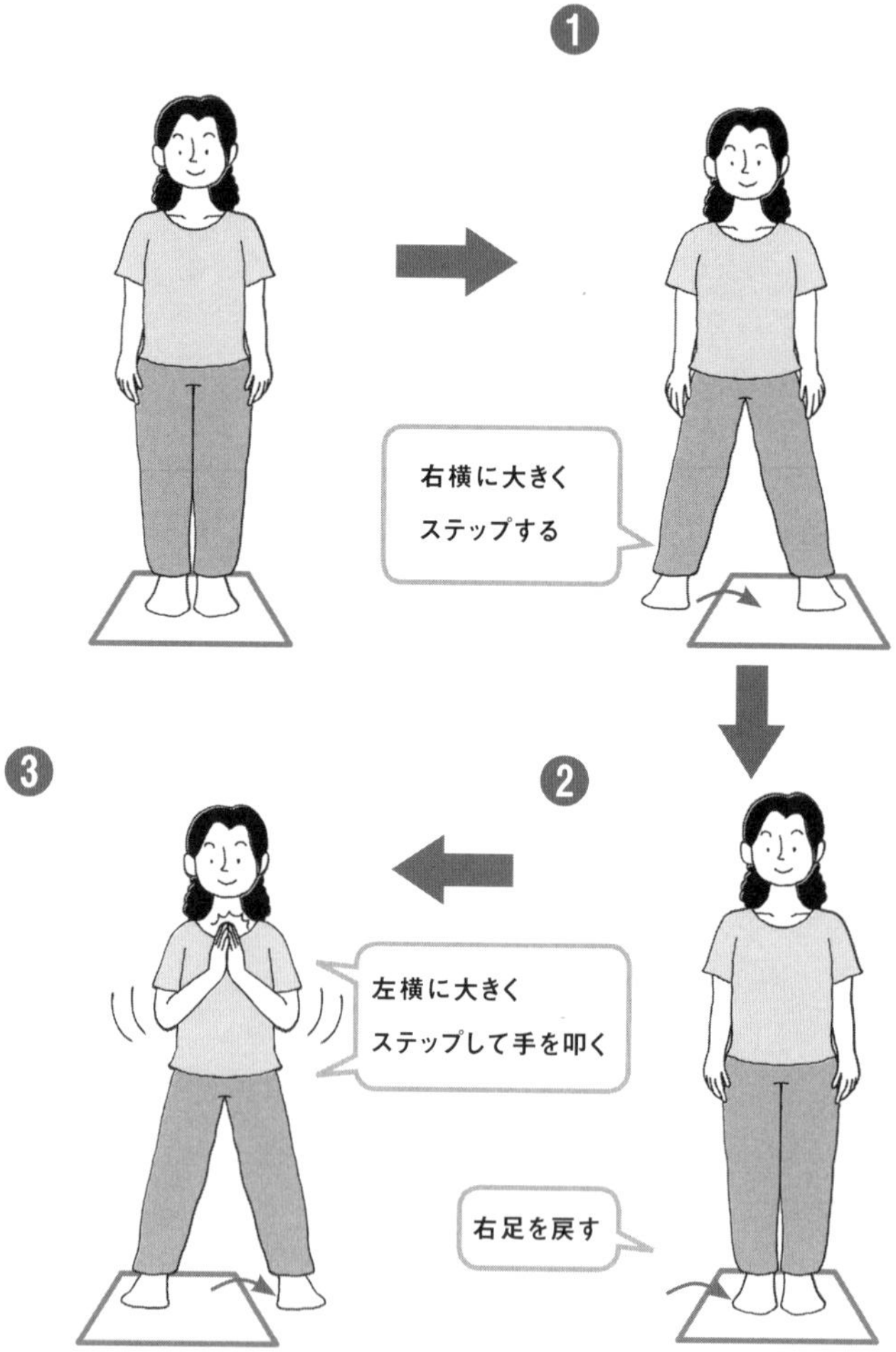

右横に足を出し、戻す。左横に足を出し、戻す。これを1セットとする。3の倍数のステップのときに手を叩く。

可能ならば、地域や友人など、何人かのグループでコグニサイズをするといいでしょう。みんなで集まってやることで楽しくなりますし、継続してやろうという気持ちになります。

国立長寿医療研究センターでは、研究目的で参加者が集まって週に1回コグニサイズを行っています。そこでは、最初に準備体操、次にそれぞれ自己紹介をして打ち解けたら、有酸素運動とコグニサイズを行います。最後にクールダウンをして1回90分というプログラムです。

日本の認知症患者を減らすために

コグニサイズによって、ＭＣＩの人が認知症の発症を2、3年遅らせることができれば、個人として良いことであるのはもちろん、日本全体で認知症患者の数をかなり減らせるというデータがあります。

そうすれば、医療費や社会保障費も減らすことができるでしょう。

そのために大切なのは、コグニサイズを一部の医療機関だけで実施するのではなく、日

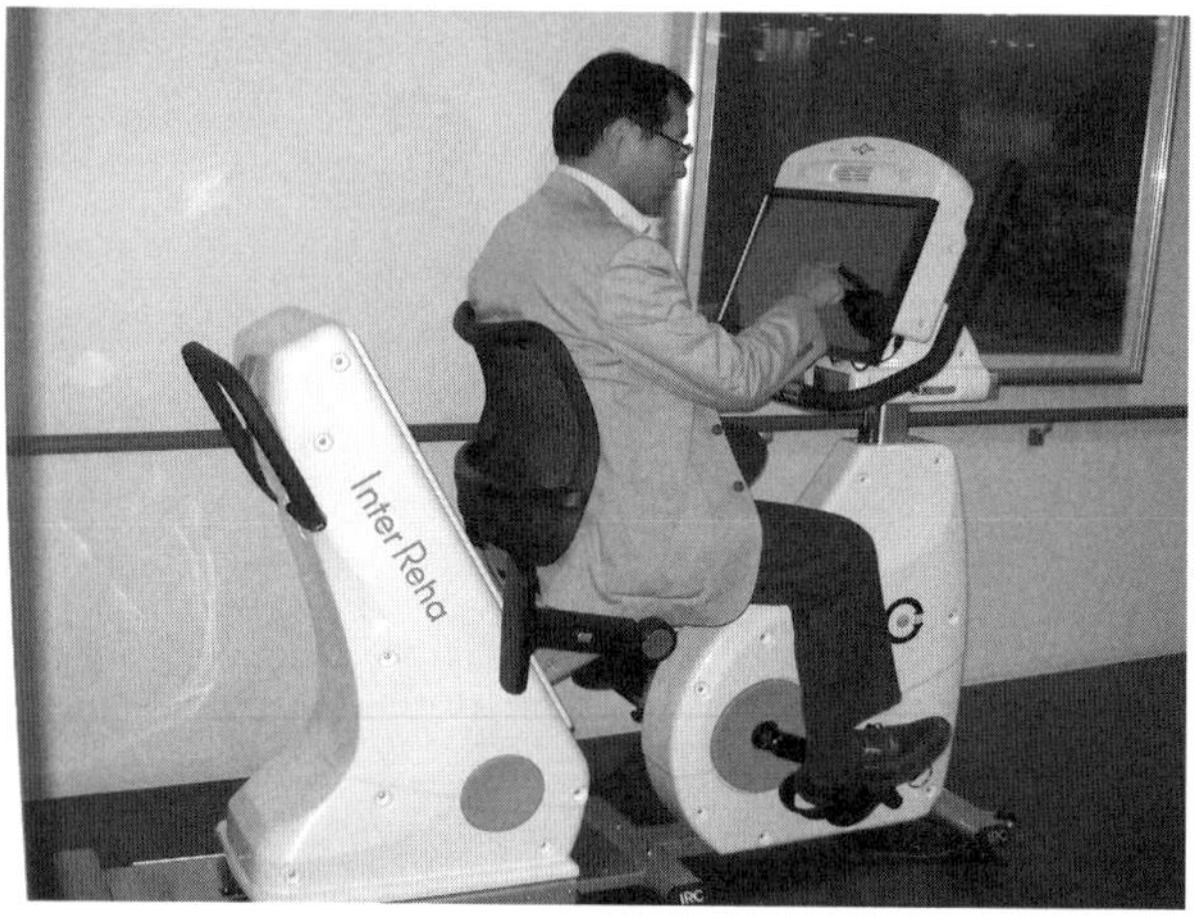

国立長寿医療研究センターとメーカーが共同開発した「コグニバイク」を操作する筆者。

本中に普及させることです。

すでに自治体によっては、地域の方が参加できるコグニサイズ教室やコグニサイズリーダーの養成講座なども開かれています。

また、国立長寿医療研究センターがメーカーと共同開発した「**コグニバイク**」を、保健センターや公民館に設置している自治体もあります。

コグニバイクは、コグニサイズの考え方を取り入れて、エアロバイクのペダルをこぎながら、画面で記憶力や処理能力、空間認知などの課題を解き、脳の活動の活発化を目指す器械です。

今後の課題としては、すでに認知症を発症した人に有酸素運動やコグニサイズをしてもらったときに、進行が抑えられるかどうかを研究することです。

ＭＣＩの人の発症を遅らせる効果があることは、すでに述べたように論文で示されています。また、一般の中高年の人にとっても認知症の予防効果が見込まれています。

しかし、すでに認知症を発症してしまった人にとって、有酸素運動やコグニサイズが効果的であるかどうかというデータはまだありません。

ただ、これまで多くの認知症患者の方を見てきた私個人の感触では、おそらく効果があるのではないか、というのが率直なところです。

そして、もし効果が本当にあるとすれば、どのようなタイプの運動が効果的なのかなど、今後ともさらに研究を進めていきたいと思います。

最強の認知症予防は「ダンス」と「ゴルフ」

社交ダンスで身も心もイキイキ

認知症予防に有酸素運動が効果的であること、またそのなかでも、運動をしながら脳を鍛える「コグニサイズ」のやり方についてすでに紹介してきました。

とはいえ、いくら認知症予防効果があるからといっても、ただ懸命に有酸素運動をやるだけでは、思ったような効果が上がらないという場合もあるでしょう。

できることなら、楽しく体を動かして、ときにはハメを外すことも大切です。

心の底から笑ったり、胸がときめいたりすれば、神経伝達物質のβエンドルフィンやドーパミン、オキシトシンなどが分泌されて、脳が活性化されていきます。

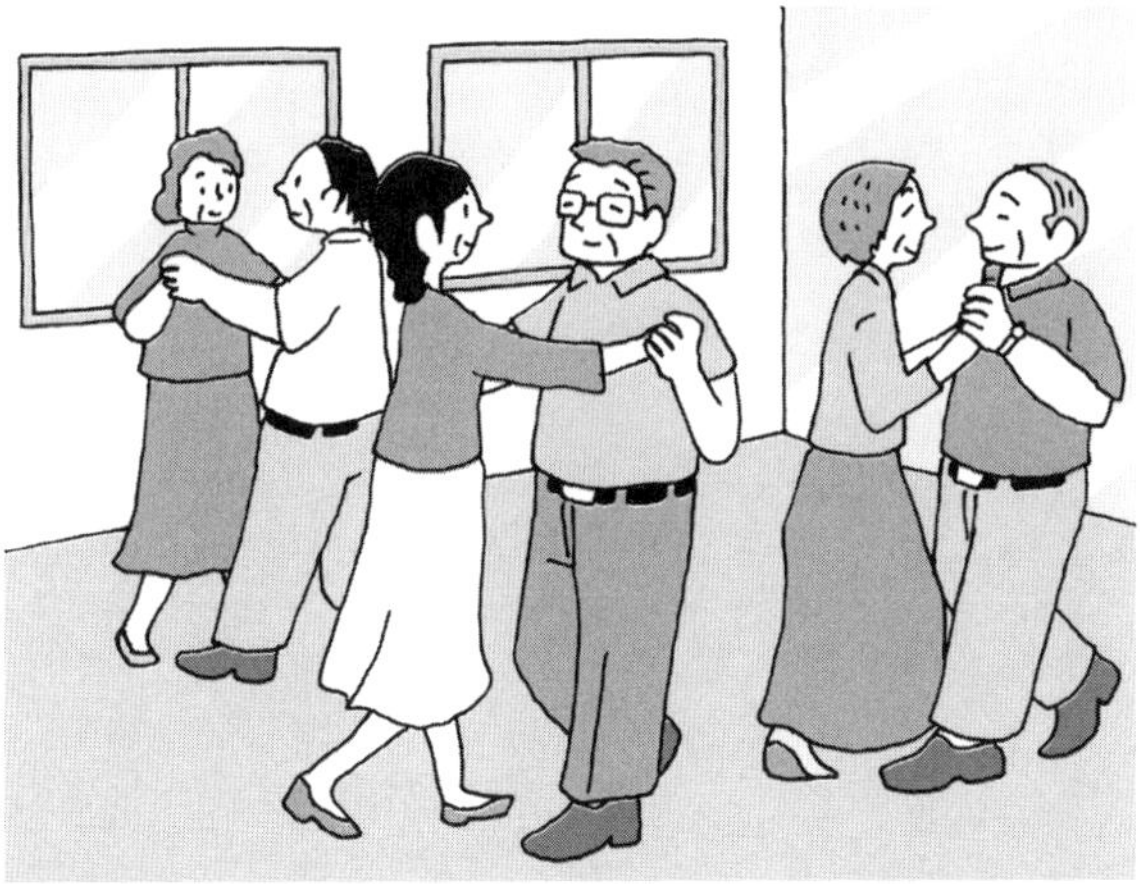

社交ダンスに認知症予防効果が期待できる。

そんな視点から、強力な認知症予防法を２つ、ここでは紹介しましょう。

その一つは、**社交ダンス**です。

１９９６年に公開された『Shall we ダンス？』という映画を覚えていますか？ もともとは役所広司さん主演の日本映画でしたが、２００４年にはアメリカでリチャード・ギア主演の映画『Shall We Dance?』としてリメイクされたので、そちらをご存じの人も多いでしょう。

そこそこ幸せではあるけれど、人生に物足りなさを感じていた初老の男性が、ダンス教室にいる若い先生を見て、多少よこしまな気持ちになってダンスを習い始めます。それによって、人生に活気を取り戻し、周囲の人たちと積極的に関わっていけるようになる、というストーリーです。

早い話が、色気を持つことで若さが保てることを、この映画は証明してくれました。まさにこのことが、認知症の予防に役立つポイントだと私は思うのです。

実際に、社交ダンスが認知症予防に効果があるという論文もあります。何もしない人の認知症発症リスクを1とした場合、社交ダンスをしている人のリスクはその4分の1程度。ウォーキングや読書をする人の半分以下で、楽器演奏やボードゲームをする人に比べてもリスクは低くなっています。

実際、私がいる名古屋では、頭を使いながら社交ダンスすることで認知症の予防を試みているグループがあるほどです。

異性との接触で若さを保つ

では、なぜ社交ダンスにそんな効果があるのでしょうか。私は、さまざまな理由があると考えています。

まず、音楽に合わせて体を動かすことで、**有酸素運動**となります。そして、心肺機能や

認知症の発症リスクと余暇の活動内容

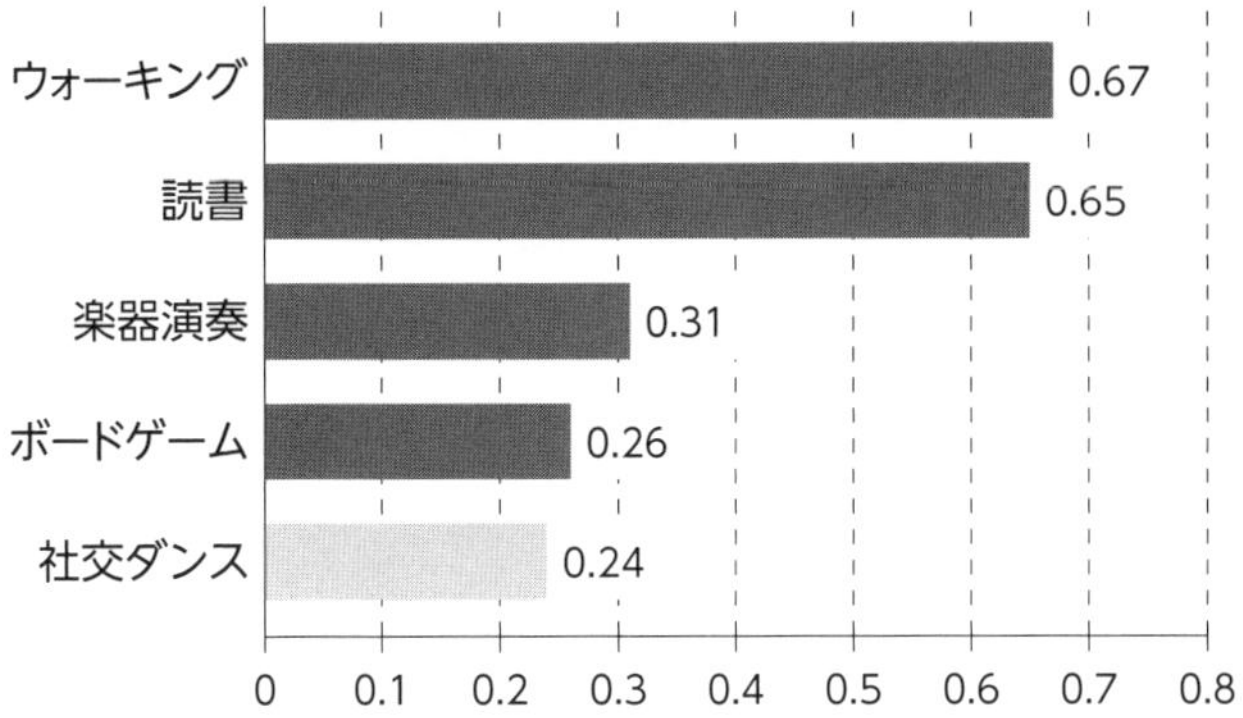

75歳以上の469人を対象とした調査。何もしない人に比べて、ウォーキングをしている人は認証発症リスクは0.67に減るが、社交ダンスをしている人は0.24にまで低下した。（出典:N Engl J Med 2003;348:2508-2516）

下半身の筋力が維持・向上されて、認知症の原因となり得るフレイル（虚弱）を防ぐことができます。

また、**社交ダンス**のステップはある程度複雑なものです。音楽に合わせたステップを覚えることは、認知機能を鍛えることにほかなりません。

頭を使いながら有酸素運動するというのは、まさにコグニサイズに通じるものがあるといってよいでしょう。

そして何よりも社交ダンスで欠かせないのは、**異性との接触**です。男女がホールドすること、つまりスキンシップによって、高齢者にとってもときめきが生まれ、若々しさを保つことができるのです。

そうしたことに、うまく踊れたときの達成感や、人に見られているという意識が加わり、社交ダンスが認知症予防に大きな効果があるのだと考えられます。

興味深いことに、重度の認知症の患者さんであっても、ダンスができるのです！

研究では、認知症予備軍である軽度認知障害（ＭＣＩ）の人に効果があることは分かっていますが、もしかすると、すでに認知症を発症した人に対しても、進行を抑える効果があるかもしれません。

ゴルフはコグニサイズと似たような効果が期待

社交ダンスと並んで、お勧めしたいのは**ゴルフ**です。

ゴルフのいい点は、よく歩くことでしょう。コースをまわると、上手な人でも**１日に１万歩**、あまり上手でない人になると、あちこちにボールが飛んでしまうので、**１万５０００歩**も歩くといわれています。

普段の生活で、なかなか１万５０００歩を歩くことはありません。これだけでも、十分な有酸素運動になります。

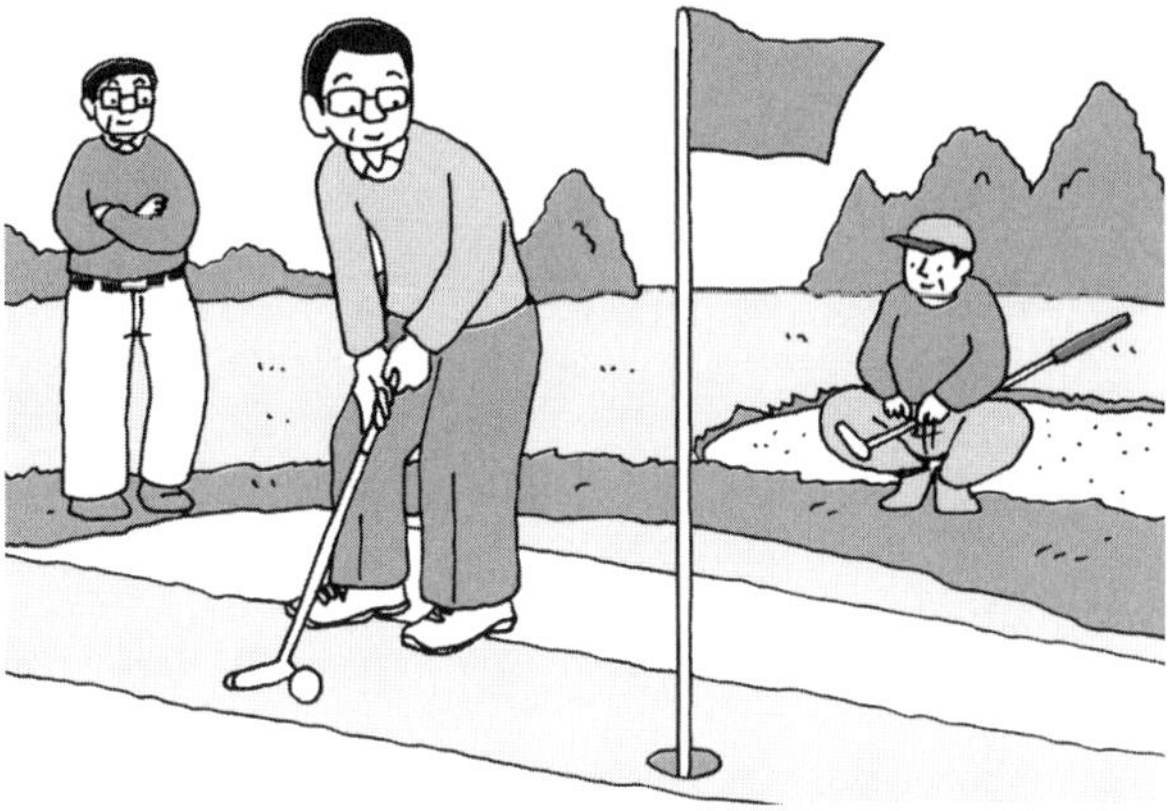

ゴルフにも認知症予防効果が期待できる。

スイングをすることで上半身の筋肉を鍛え、歩くことで下半身の筋肉が鍛えられるわけです。

また、ゴルフでは体を動かすだけでなく、頭を使います。**スコアをカウントする**ことはもちろん、風向きやコースのつくりによって、どのように打つかを考えなくてはなりません。

運動をしながら認知機能を働かせるという面から考えると、ゴルフもまた広い意味でコグニサイズの一種といえるかもしれません。

しかも、**ゴルフでは仲間が必要**ですし、屋外でするスポーツなので、認知症の大きなリスクである社会活動の低下や引きこもりを防ぐこともできます。

そして、向上心が必要であるというのも見

逃せません。ほかの人に勝ちたい、エージシュート（自分の年齢よりも少ないスコアを出すこと）をしたい、できればホールインワンもしてみたい。こうした向上心が認知症予防に役立つのです。

確かに、下手なままでいれば、歩数は多くて健康にいいかもしれませんが、だからといって向上したくないという人はいないでしょう。

ゴルフは、70代までは十分に楽しめるスポーツです。年齢がいったら、**ゲートボール**や**ボッチャ**というのでもいいでしょう。

ゲートボールは、ご存じのように、5人1チームで行い、ボールをスティックで打ってスコアを競います。ボッチャは、ヨーロッパで重度脳性麻痺者のために考案されたスポーツで、ボールを投げたり転がしたりして、目標にいかに近づけるかを競うものです。

「もう飽きた」と言い出したら要注意

ただ、ゴルフやゲートボールなどをするうえで注意しておきたいのが、認知症が発症する前後にやめてしまう人がいるという点です。

理由は、認知能力が低下して思ったように体が動かない、スコアの計算ができないということにあるようです。

そこで周囲に対して引けめを感じてしまい、「**面倒くさい、飽きた**」という理由をつけてやめてしまう例が多いのです。

逆にいえば、「面倒くさい、飽きた」などといってそうした活動をやめてしまうのは、認知症発症の危ないサインといえます。

ぜひ、家族や友人など、周囲の人は注意して見守ってほしいと思います。

第6章

「つながり」が認知症を防ぐ

〝孤独な男性〟は認知症リスクが高い？

退職後の高齢男性の一人暮らしはリスク大

本書ですでに何度も登場している、「改善できる認知症の9つのリスク要因」のなかには、高年期（65歳超）におけるリスク要因として「**社会的孤立**」があります。その相対リスクは、「1・6倍」とかなり高くなっています（55ページ参照）。

社会的孤立とは、文字通り周囲の人との交流がなく、会話もないという状態を示します。特に**一人暮らしの高齢男性**に多く、私の患者さんのなかにも、何日も他人と話すことがない、という人がいます。

人間の脳というのは、しゃべることで神経細胞同士のやり取りが盛んになり、活性化し

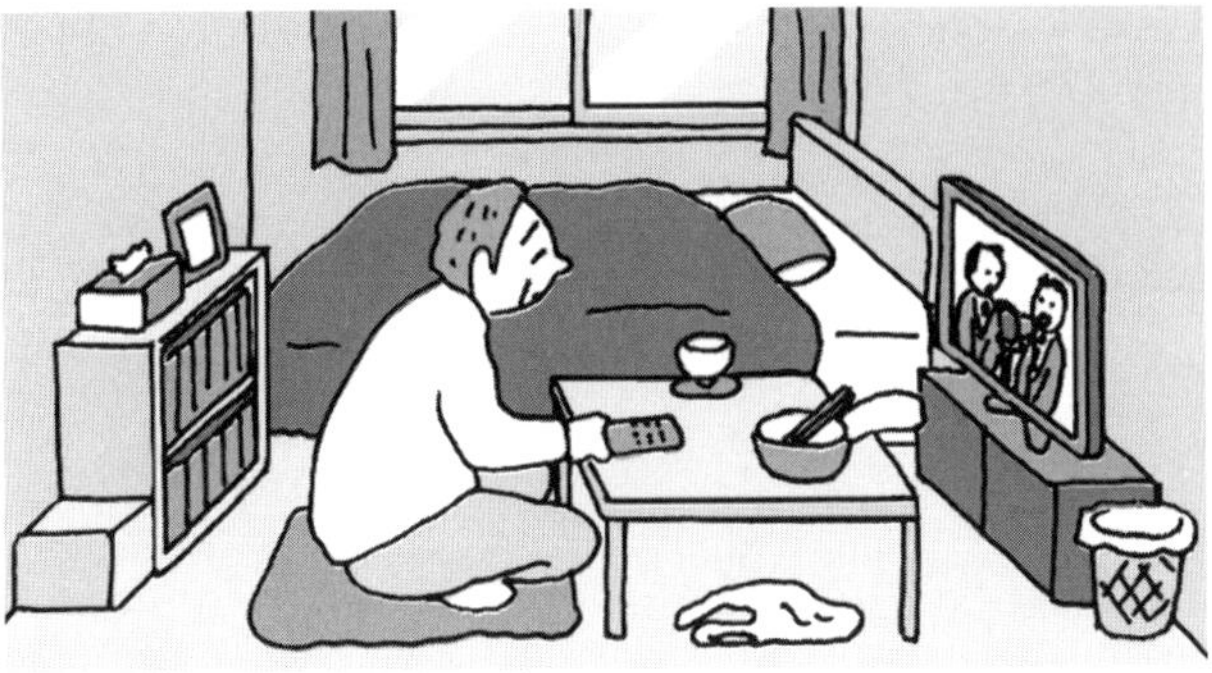

高齢男性の一人暮らしは要注意だ。

ていきます。一方、しゃべらないで長期間じっとしていると、使われない神経細胞のネットワークが除去されてしまいます。

つまり、社会的に孤立して、他人としゃべらないこと自体が、認知症のリスクになるわけです。ＷＨＯ（世界保健機関）の認知症予防ガイドラインでも、「認知症予防に限らず、生涯を通して社会との交わりが必要」と説いています。

もちろん、テレビを見ることでも脳は働きますが、一方的に情報を受け取るだけであり、会話ほどは脳を働かせていません。テレビの内容を語り合う人がいればいいのですが、一人暮らしで閉じこもりがちの人には、それもできません。

ところで、社会的孤立によるリスクについて、もっと高い数字を挙げる研究結果もあります。

スウェーデンのカロリンスカ研究所が、ストックホルム在住75歳以上の１２０３人を３年間追跡した研究では、家族や友達が多く「社会的接触」が多い人に比べ、接触が乏しい人は**認知症の発症率がおよそ8倍**になるという結果が出ています（Lancet. 2000 Apr 15;355(9212):1315-9.）。

社会的接触の度合いを４段階に分けて、最大のグループと最小のグループを比較した結果、こうした大きな数字が出てきました。いずれにしても、社会的な孤立は認知症にとって大きなリスクであることは間違いありません。

一人暮らしでも地域に溶け込むことを心がけたい

同じ一人暮らしでも、女性より男性のほうが社会的に孤立する可能性が高いといえます。

理由はさまざまありますが、これまで男性は、定年まで外で仕事をしていたことが一つの要因でしょう。定年後には会社の仲間との交流もなくなり、近所づきあいもできないという状況に追い込まれてしまうからです。

また、特に社会的地位が高かった人にありがちなのが、高いプライドが邪魔をするとい

社会的交流の頻度と認知症の発症

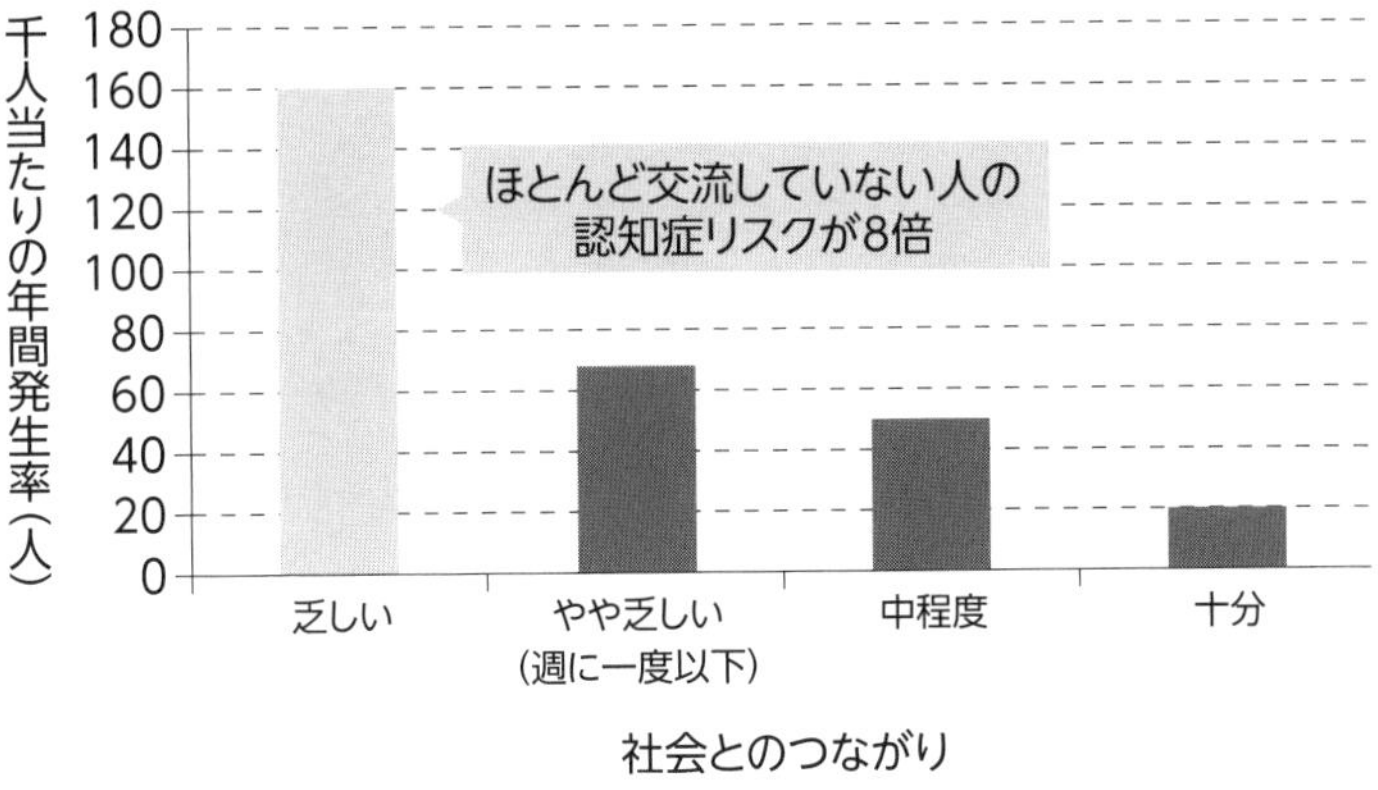

スウェーデンのストックホルム在住75歳以上の1203人を3年間追跡した結果。（出典：Lancet. 2000 Apr 15;355(9212):1315-9.より改変）

うパターンです。

福祉全般に関する相談や援助を地域で行う民生委員が訪ねてきても、「自分は困っていることはない」などと言って交流を拒否してしまうケースが、高齢の一人暮らしの男性では少なくありません。

民生委員は、強制的に介入することができませんので、こうなると遠巻きに見ているほかありません。

デイサービスなどを利用したときに、みんなに溶け込めずに孤立してしまうのも、このタイプの人です。

では、そうならないために、どうすればよいでしょうか。

そもそも一人暮らしになるかどうかは、離

婚、死別などが関わることも多いため、予防できるものではありません。それならば、あくまでも私個人の意見としては、再婚するなどして誰かと暮らすほうがいいと思うのですが、そう簡単にはいかない場合も多いでしょう。

ですから、一人暮らしであっても友達を作ること、そして地域に溶け込むことを心がけてほしいと思います。

具体的には、**同窓会に出席する、趣味の集まりに参加する、近所の人が集まる喫茶店に顔を出す、マンションの総会に参加する**など、いろいろなことが考えられます。

働いているうちから近所の人と挨拶をする

とはいえ、急にそんなことはできないという人もいるでしょう。

これまで近所に住む人の顔も知らなかったのに、いきなり親しく付き合えというのも難しいかもしれません。

そんなときは、まず挨拶から始めるのがいいと思います。近所の人や同じ集合住宅に住む人に会ったら、「おはようございます」「こんにちは」だけでもいいでしょう。

やがて、「今日は寒いですね」といった最低限の会話ができるようになり、それが繰り返されることで会話が弾み、社会的孤立を防ぐことにつながるはずです。

地域デビューなどという大げさなことを考えずに、ハードルが低いことから始めるのがいいと思います。

もし、これを読んでいるあなたが、まだ定年前であり、しかも近所のことを何も知らないというのであれば、退職後はちょっと心配です。働いているうちから、近所の人に会ったら、せめて挨拶を交わすくらいのことをしてほしいと思います。

会話が大切なことは、先日発表された、大分県、大分大学、臼杵市、ＴＤＫの4者による共同研究でも報告されています。

２０１５年から始まった研究では、公募で集まった40～90代の約１０００人を対象にして、年4回、1週間ほどリストバンド型のセンサーを装着してもらい、歩数、睡眠時間、会話時間、脈拍、紫外線量など10項目のデータを測定しました。

その結果、認知症予防には**1日約３３００歩以上の運動、適度な会話、睡眠が有効**という報告がありました。

会話については、1時間20分から5時間21分が効果的といいます。それ以上になると、

1日の運動量が減る傾向にあるのでよくないとのこと。そこまでしゃべる必要はありませんが、できれば毎日最低1時間は誰かと話すようにしたいものです。

ところで、日本では一人暮らしの高齢者のリスクについて、ようやく認識され始めたところですが、海外ではすでにさまざまな対策が打たれています。

オーストラリアでは、**孤独な男性の家に犬を届ける**というＮＰＯの活動があります。犬の世話をすることで生活にメリハリが出てくるだけでなく、毎日の散歩が日課となり、規則正しい生活が期待できます。

また、犬連れ同士が出会うことで、会話が生まれることも望まれます。これは、なかなかいい対策だと思います。

また、イギリスでも孤独が問題視されており、２０１８年1月に「**孤独問題担当国務大臣**」が設置されました。具体的な成果についてはまだ伝わってきませんが、同年10月には孤独問題に関する戦略が発表されたそうです。

周囲の人による見守りも大切

認知症は早期診断、早期対応が欠かせませんが、家族がいない一人暮らしの人に対しては、周囲の人によるリスク管理も大切です。

例えば、次のような行動が見られたら、認知症の可能性があります。

・**服装がアンバランス**――真夏なのにコートを着込んだり、真冬なのに夏物を着て徘徊《はいかい》している。

・**社会的に問題ある行動をする**――万引きや盗みなどを繰り返す。

・**家が「ごみ屋敷」と化す**――ごみの分別ができないため、捨てるのが面倒になるのが発端。ごみ屋敷問題を起こす人の約6割が認知症だという報告がある。

・**セルフネグレクト（自己虐待）**――自分で清潔を保てない。自分できちんと食事ができない。薬が飲めないなど。その約6割が認知症だといわれている。

従来は、本人が「助けてほしい」と言わなければ行政は動くことができませんでした。

しかし、現在では認知症が疑わしい人がいる場合、家族や近所の人などが役所に通報できる体制ができあがっています。

２０１８年4月から厚生労働省の肝入りで、各市町村に設置された「認知症初期集中支援チーム」が、現在全国の99%の市町村に設置されています。

このチームの特色は、本人が病院に行かなくとも、専門医、医療・介護の専門職によるチームが、認知症が疑われる人やその家族を訪問して、アセスメント、家族支援などの初期の支援を行う点にあります。

認知症かどうかを判断するアセスメントとしては、DASC-21（ダスク-21）と呼ばれる21項目のチェックリストを利用します。

DASC-21（ダスク-21）は、東京都健康長寿医療センター研究所　自立促進と介護予防研究チーム　研究部長の粟田主一氏による21項目の自己チェックリストで、原則として、研修を受けた専門職が高齢者の認知症を検出し、重症度を評価するためのアセスメントツールです。

家族やご自身に認知症の疑いがあるときに、判断材料の一つとして自己チェックすることも可能です。ホームページに詳細な説明があり、チェックリストもダウンロードできます（https://dasc.jp/about）。

DASC-21のチェックリスト

		1点	2点	3点	4点	評価項目	
A	もの忘れが多いと感じますか	1. 感じない	2. 少し感じる	3. 感じる	4. とても感じる	導入の質問（採点せず）	
B	1年前と比べて、もの忘れが増えたと感じますか	1. 感じない	2. 少し感じる	3. 感じる	4. とても感じる		
1	財布や鍵など、物を置いた場所がわからなくなることがありますか	1. まったくない	2. ときどきある	3. 頻繁にある	4. いつもそうだ	記憶	近時記憶
2	5分前に聞いた話を思い出せないことがありますか	1. まったくない	2. ときどきある	3. 頻繁にある	4. いつもそうだ		
3	自分の生年月日がわからなくなることがありますか	1. まったくない	2. ときどきある	3. 頻繁にある	4. いつもそうだ		遠隔記憶
4	今日が何月何日かわからないときがありますか	1. まったくない	2. ときどきある	3. 頻繁にある	4. いつもそうだ	見当識	時間
5	自分のいる場所がどこだかわからなくなることはありますか	1. まったくない	2. ときどきある	3. 頻繁にある	4. いつもそうだ		場所
6	道に迷って家に帰ってこられなくなることはありますか	1. まったくない	2. ときどきある	3. 頻繁にある	4. いつもそうだ		道順
7	電気やガスや水道が止まってしまったときに、自分で適切に対処できますか	1. 問題なくできる	2. だいたいできる	3. あまりできない	4. まったくできない	問題解決判断力	問題解決
8	一日の計画を自分で立てることができますか	1. 問題なくできる	2. だいたいできる	3. あまりできない	4. まったくできない		
9	季節や状況に合った服を自分で選ぶことができますか	1. 問題なくできる	2. だいたいできる	3. あまりできない	4. まったくできない		社会的判断力
10	一人で買い物はできますか	1. 問題なくできる	2. だいたいできる	3. あまりできない	4. まったくできない	家庭外のIADL	買い物
11	バスや電車、自家用車などを使って一人で外出できますか	1. 問題なくできる	2. だいたいできる	3. あまりできない	4. まったくできない		交通機関
12	貯金の出し入れや、家賃や公共料金の支払いは一人でできますか	1. 問題なくできる	2. だいたいできる	3. あまりできない	4. まったくできない		金銭管理
13	電話をかけることができますか	1. 問題なくできる	2. だいたいできる	3. あまりできない	4. まったくできない	家庭内のIADL	電話
14	自分で食事の準備はできますか	1. 問題なくできる	2. だいたいできる	3. あまりできない	4. まったくできない		食事の準備
15	自分で、薬を決まった時間に決まった分量を飲むことはできますか	1. 問題なくできる	2. だいたいできる	3. あまりできない	4. まったくできない		服薬管理
16	入浴は一人でできますか	1. 問題なくできる	2. 見守りや声がけを要する	3. 一部介助を要する	4. 全介助を要する	身体的ADL①	入浴
17	着替えは一人でできますか	1. 問題なくできる	2. 見守りや声がけを要する	3. 一部介助を要する	4. 全介助を要する		着替え
18	トイレは一人でできますか	1. 問題なくできる	2. 見守りや声がけを要する	3. 一部介助を要する	4. 全介助を要する		排泄
19	身だしなみを整えることは一人でできますか	1. 問題なくできる	2. 見守りや声がけを要する	3. 一部介助を要する	4. 全介助を要する	身体的ADL②	整容
20	食事は一人でできますか	1. 問題なくできる	2. 見守りや声がけを要する	3. 一部介助を要する	4. 全介助を要する		食事
21	家のなかでの移動は一人でできますか	1. 問題なくできる	2. 見守りや声がけを要する	3. 一部介助を要する	4. 全介助を要する		移動

出典:https://dasc.jp/about/download

「一人で買い物はできますか」「自分の生年月日がわからなくなることがありますか」など、21項目の質問があり、それぞれ問題なければ1点、問題があれば程度に応じて2点から4点をつけます。

すべてに問題なければ21点で、31点以上になると認知症が疑われます。

カラオケ、麻雀、昔話…
仲間とコミュニケーション

カラオケには老化防止のさまざまな機能がある

高年期（65歳超）において「社会的孤立」を避けることが、認知症予防にとって非常に重要です。そして、日常生活での対策として、近所の人との挨拶や友人との会話を欠かさないといったことが大切であると述べました。

積極的な認知症予防法としては、娯楽やゲーム、ボランティアなど、周囲とのコミュニケーションをとるものが効果的です。

手軽でありながら、認知症予防に効果が期待できる娯楽といえば、**カラオケ**が挙げられます。

カラオケは何よりストレス発散になります。大きな声で歌えばすっきりした気分になることは、どなたも経験があるでしょう。

不安で落ち込んだ気分を解消することは、認知症のリスク要因を減らすことにもつながります。

そもそも音楽には、脳波や血圧や脈拍などに変化を与えたり痛みを和らげたりと、さまざまな効果があることが知られており、国立長寿医療研究センターでもピアノに合わせて歌うなどの**音楽療法**を行っています。

音楽療法は、認知症に伴って現れる多動、徘徊、不安・焦燥、アパシー（無気力状態）などの行動・心理症状（ＢＰＳＤ）の改善に有効とされています。

三重大学の佐藤正之准教授によると、音楽に合わせて体を動かした後に、認知機能検査の一部が改善したという結果が出ています。ですから、カラオケの歌に合わせてリズムを取れば、さらにいい効果があるかもしれません。

また、声を出すことで喉《のど》の機能が鍛えられるため、誤嚥《ごえん》防止にも効果があります。誤嚥によって、食べ物や唾液に含まれた細菌が肺に入り込んで起きるのが、高齢者にとって恐い**誤嚥性肺炎**です。

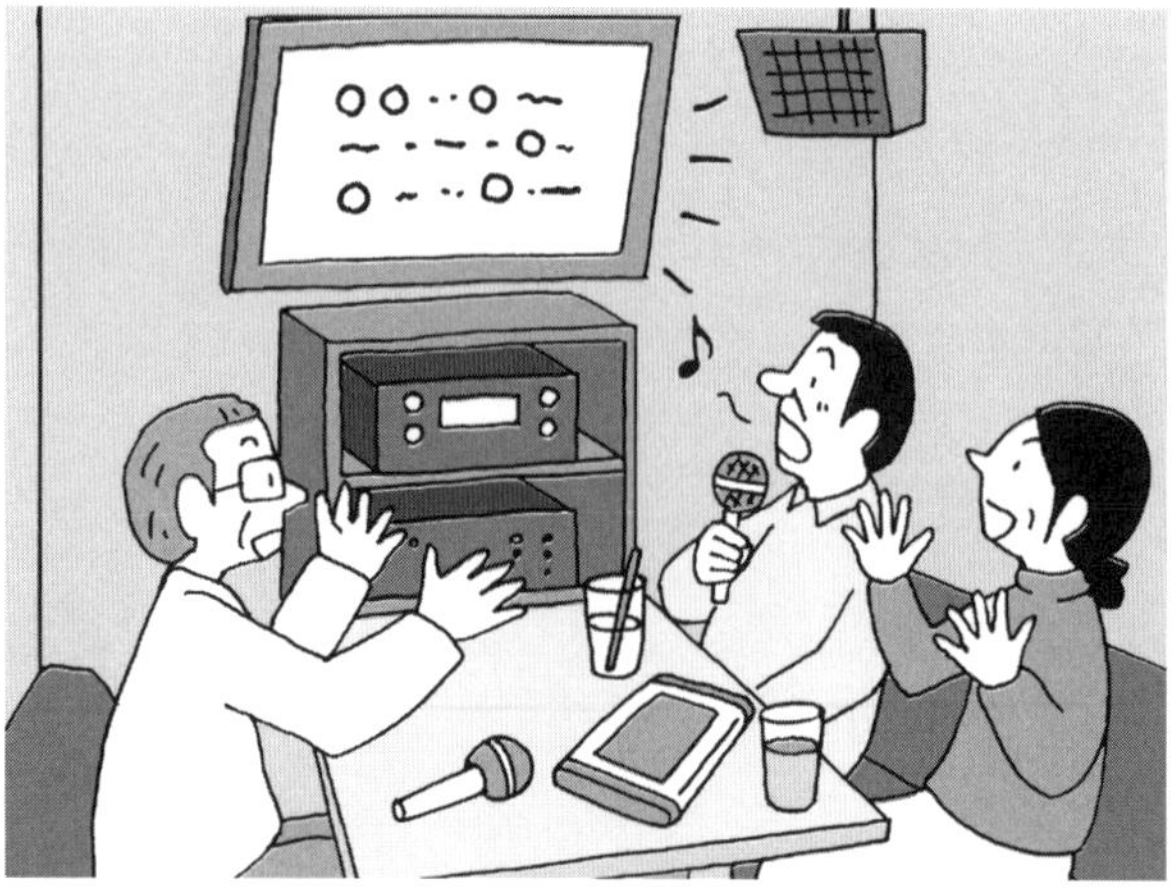

カラオケにはさまざまな健康効果がある。

誤嚥性肺炎を防ぐことが健康長寿につながることはいうまでもありません。

歌をみんなで歌うことの効果

さらに、人前に出てカラオケで歌うようになれば、当然のことながら人の目を意識するようになります。身なりを整えて、服装に気を使うことも認知症予防に大切な要素の一つです。

もう一つ、あとで紹介する「回想法」と関係してきますが、懐かしい歌とともに昔を思い出すことが、認知症予防につながるというメリットもあります。

運動や食事に比べると、カラオケによる認

知症のリスク低減効果はそれほど大きくはないかもしれませんが、このように多面にわたる効果が期待できるので、ぜひ、積極的に楽しんでいただきたいというのが私の意見です。

喫茶店でカラオケをする「歌声喫茶」というものもあります。歌声喫茶でカラオケをすれば、人とのつながりも自然と生まれるでしょう。

鹿児島県は、この歌声喫茶の数が全国で一番多いそうです。歌声喫茶に集まる鹿児島の高齢者はとても元気で、みんなで昔の歌を歌うことが認知症予防になっています。

また、鹿児島県の人口当たりの銭湯の数は日本で2番目で、全国平均の6倍もあるそうです。しかも、火山帯が多いことから、銭湯の9割が温泉銭湯とのこと。

豊かな泉質の銭湯が高齢者の社交場となり、朝から銭湯で楽しく過ごすことも、高齢者の健康を支える効果があると考えられます。

麻雀や人生ゲームも脳が活性化！

ゲームもまた、認知症予防に効果が期待できます。

お勧めなのは、**麻雀、オセロ、囲碁、将棋**など、頭を使うゲームです。

こうしたゲームは、思考力や集中力を多く使うために、脳を活性化する効果があるだけでなく、何人かで顔を合わせて行うという点がポイントです。

同じように頭を使うゲームでも、一人で行うものより、友人たちとわいわい交流しながら楽しむほうが、認知症予防には効果が高いといえます。

福井県小浜市では、地元のＮＰＯ法人が開発した「**オバマージャン**」という高齢者向けの健康麻雀があります。健康麻雀ですから、「賭けない、徹夜しない、タバコは吸わない」というのはもちろん、通常の３倍の大きさがあるヒノキのマージャン牌を使い、８人または１２人が４つのグループになって行うのが特徴です。

牌や台が大きいので、体を動かすことが必要になってきます。頭と体を同時に使うのは、コグニサイズに通じるといってよいでしょう。

また、メンバーと一緒になって頭を使うというのも、社会参加の一つとして効果的です。

アメリカでは、認知症予防に**人生ゲーム**を活用しているそうです。１９６０年代から流行し、日本でも累計１０００万個が出荷されたという息の長い人気ゲームです。やはり、何人かが顔を合わせて頭を使うだけでなく、ゲームをしながら自分の人生を振り返るという点もポイントなのかもしれません。日本でも、認知症予防のために活用されてもいいか

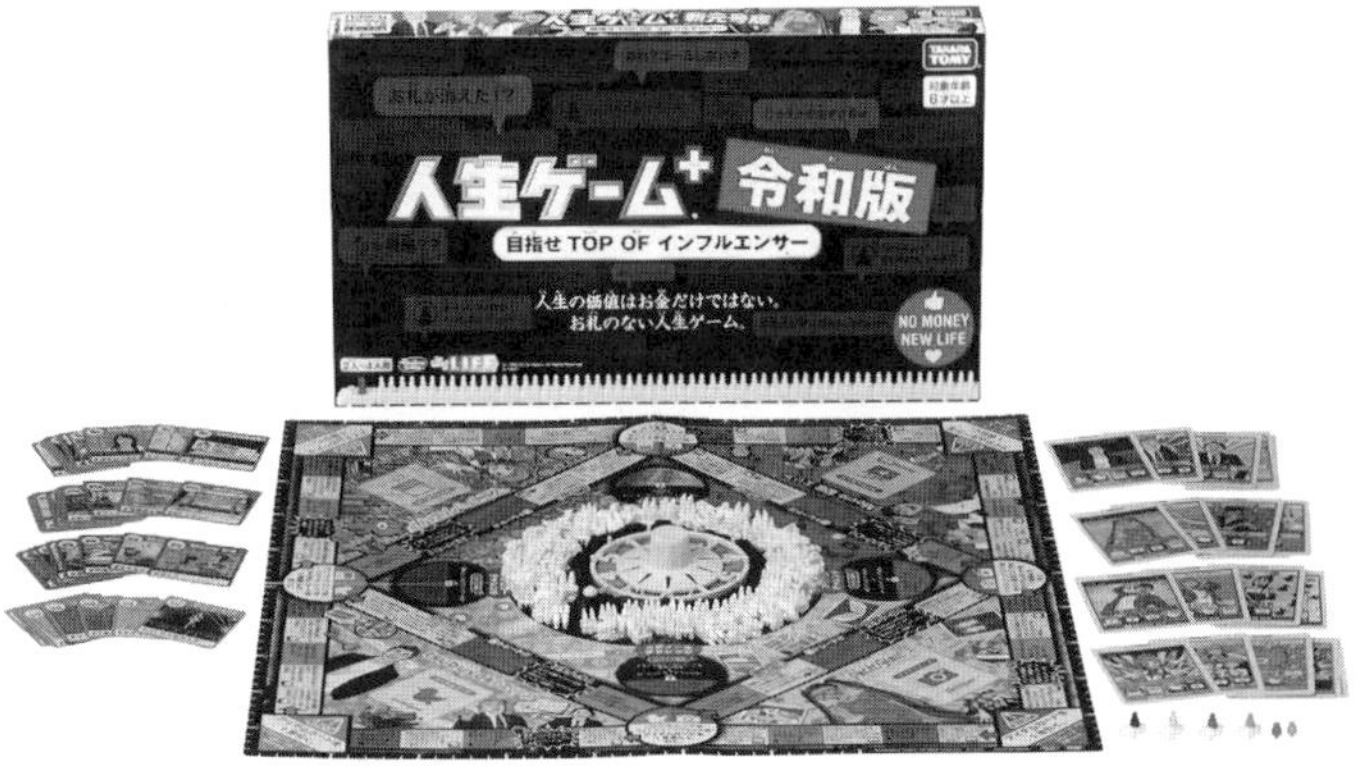

日本でも累計1000万個が出荷された「人生ゲーム」(タカラトミー)。

もしれません。

ボランティアは気楽にやるのがコツ

すでに述べたように、特に男性は会社を退職すると、社会との接点が少なくなり、孤立しやすい傾向があります。

会社を辞めても、地域の役を引き受けたり、**ボランティア**に参加したりするなど、新しい仕事・役割を見つけることができれば、10年後、20年後の認知症発症リスクには大きく差が出てくるはずです。

ボランティアといっても、大上段に構えることはありません。身近なことやほんのささやかなことでいいのです。

例えば、隣に住むおばあちゃんの見守りや、近所の人の安否確認をときどきするのでもいいでしょう。

また、同窓会の幹事をやるのは面倒かもしれませんが、もっと小さいグループの集まりの連絡役でも十分です。

はっきり言ってしまえば、たいしたことをしなくてもいいのです。無理して背伸びをするのではなく、誰かのために少しでも役立てばいいな、という程度の意識を持って生きていくことが大事だと思います。

ボランティアは「つながり」を求めて自分のために行う行為でもあるのです。

昔を回想することは後ろ向きの行為ではない！

年齢を重ねてくると、最近のことは忘れても、昔のことは鮮明に覚えているという場面が増えてきます。

とはいえ、同窓会に出て昔のことを語り合ったり、若い人に対して古い話をしたりすると、年寄りにありがちな後ろ向きの行為だと思われがちです。

しかし、昔を思い出すことは、決して後ろ向きの行為ではありません。過去を振り返ることは、忘れかけていた記憶を想起させ、脳の「**前頭前野**」を活性化する働きがあるのです。前頭前野は、記憶や学習、高度なコミュニケーション能力のような高次の機能を司る場所です。ここを鍛えると認知機能が改善することが動物実験でも示されていますが、人間らしく生きるためにも不可欠であり、認知症予防にも非常に重要です。

そうした考えのもと、懐かしい写真や生活用具などを使い、過去に思いをめぐらすことで、現在そして未来に目標や夢を持とうと開発された心理療法が「**回想法**」です。

回想法は、私の恩師であるアメリカの精神科医ロバート・バトラー博士が１９６０年代に提唱したものです。

バトラー博士は、高齢者が昔を懐かしむことは、決して後ろ向きの行為ではなく、老年期を健やかに過ごすために積極的な意味を持つものであると語っていました。

事実、回想法によって認知症の進行をある程度、遅らせることが可能だということは、さまざまな論文で報告されてきました。

回想法は、専門医でなくても、家族や友人と行うこともできます。

一番手軽なのは、写真を使う方法でしょう。例えば、自分の親を相手にする場合、懐かしい写真を10枚選んできて、それを見ながら、「子どもの頃は、どんな遊びをしていた？」「家のまわりには、どんな人が住んでいた？」「学生時代の話を聞かせて」といった質問をするといいと思います。

実際に、昔住んでいた家の周囲、学校、思い出の旅行先、買い物に行った百貨店などに一緒に出かけるのもいい方法です。単に、語り合っていただけでは出てこなかった記憶が引き出されるかもしれません。

認知症予防に活用する「地域回想法」

回想法は、もともと認知症を発症してしまった患者さんを対象にして、認知症の進行を遅らせるために行われていたものです。

しかし、認知症の予防に対しても効果がありそうだとして、私が北名古屋市の昭和日常博物館と一緒に開発したのが「**地域回想法**」です。

これは、一般の元気な高齢者を対象にするもので、２００2年に日本初の試みとして、愛知県に北名古屋市回想法センターを設置しました。

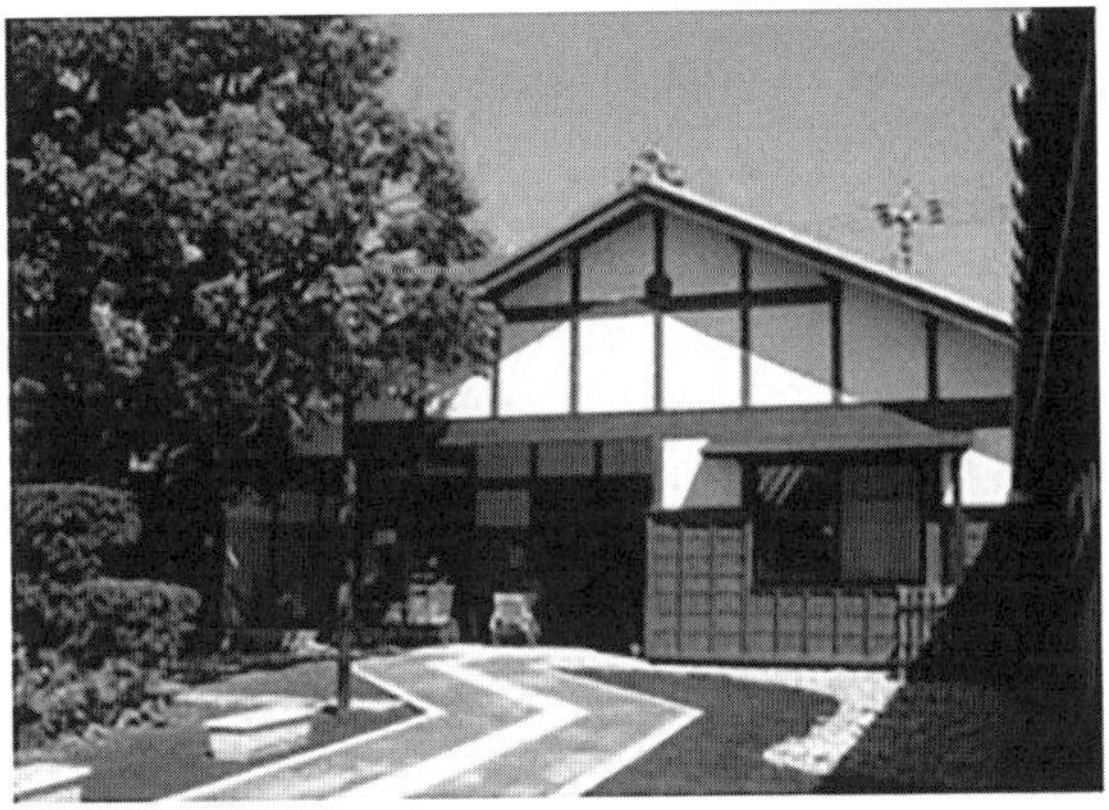

北名古屋市回想法センター

場所は、江戸時代の古民家として国の登録有形文化財となっている旧加藤家住宅です。ここは歴史民俗資料館である昭和日常博物館と連携して活用されており、館内には昭和時代の生活史を物語る用具が数十万点収蔵されています。

ここで開かれる回想法スクールでは、各回10人ほどがグループとなって定期的に顔を合わせ、過去の懐かしい話題を語り合います。すると、同じような体験を共有している人たちですから、2、3回もすると交友関係ができてきます。

さらに、スクール終了後も、各グループが集まって、季節の行事を楽しんだり、歌を歌ったり、ものづくりをしたりして一緒に生活を楽しむようになり、地域の町づくりに発展していくというケースもよくあります。喜ばしいことに、回想法スクールがきっかけとなり、各自の社会参加が促されると同時に、メンバーが地域の認知症予防活動や世代間交流を広げる担い手にもなって、好循環をもたらすようになってきたのです。

実際に、回想法スクール参加によって、認知機能の低下が防止できるという結果も出ています。

さらなる進化系「NHKアーカイブス回想法」

回想法の進化系として、「**NHKアーカイブス回想法**」などがあります。NHKアーカイブス回想法では、NHKが保存している昔の映像を活用して回想法を行います。「NHKアーカイブス回想法ライブラリー」というホームページでは、「むかしの道具」や「むかしの家」の映像が見られるようになっています(https://www.nhk.or.jp/archives/kaisou/)。

このうち、「むかしの家360」では、パソコンやスマートフォンで、360度好きなように視点を動かして、当時の家屋や町の風景が、まるで目の前にその光景が広がるかのように、リアルに再現されるのが特徴です。

NHK アーカイブス回想法ライブラリー

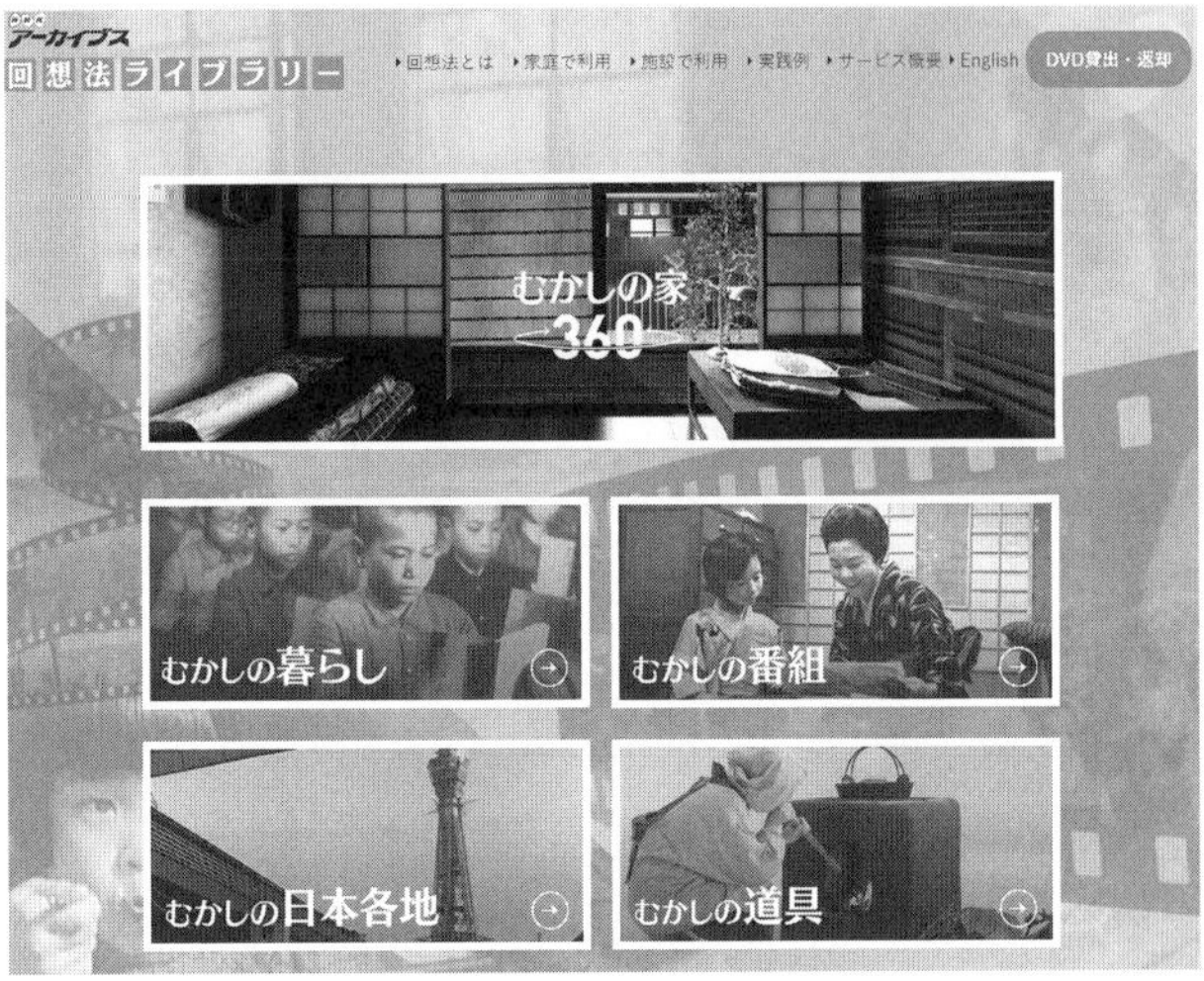

出典:https://www.nhk.or.jp/archives/kaisou/

また、ＮＨＫでは、膨大なアーカイブを活用して作成した「回想法ライブラリー」のＤＶＤを全国１万以上の高齢者向け施設に貸し出しています。

自分や家族に症状が出たらどこに相談？

もの忘れが多くなったら「もの忘れ外来」や「認知症ドック」

認知症は、誰にとっても無縁な病気ではありません。誰もが認知症を発症する可能性があります。

ですから、自分自身や家族に認知症が疑われる症状が出てきたとき、どのような対処をすればよいか、またどのように診断や支援が進められるのかを、ここで紹介しておきましょう。

実際に症状が出てきたときにあわてないよう、あらかじめ知っておくことは大切です。あせらずに的確な対処をすれば、それだけ進行を抑えることも可能になり、その後のケアに対する負担が軽くなるからです。

認知症の一歩手前の段階である軽度認知障害（ＭＣＩ）については、73ページで紹介しました。ＭＣＩが認知症と大きく違うのは、もの忘れが頻繁に起こるなどの記憶障害を本人や家族が自覚しているけれども、日常生活には支障がなく、車の運転も料理もでき、介護を必要としていないという点です。

ですから、自分自身や家族が、「年相応のもの忘れのレベルではなく、ちょっと心配だ」と感じたら、早めにかかりつけ医や専門医に相談することをお勧めします。

専門医に相談するのであれば、「**もの忘れ外来**」「**認知症外来**」を設けている病院やクリニックがいいでしょう。ネットで検索すれば、これらが設置されている全国の医療機関を調べることができます。

そこへ行くと、問診や神経心理検査などを通じて、ＭＣＩかどうかを診断します。繰り返しになりますが、ＭＣＩはまだ認知症ではありません。いわば予備軍として、悪化しないようなライフスタイルに変えることが重要です。

また、50代、60代で将来の認知症発症が心配という人は、「**認知症ドック**」を受けるという方法もあります。やはり、ネットで検索すれば、認知症ドックを実施している医療機関が見つけられます。

認知症ドックではＰＥＴ診療用放射性薬剤を静脈に注射してアルツハイマー病の原因となるアミロイドβの蓄積を調べる「アミロイドＰＥＴ検査」のほか、検査機関によっては「タウＰＥＴ検査」、「脳血流検査」を受けることもできます。

ただし、保険がきかないため費用は30万〜50万円ほどと高価なものになってしまいます。

高価ではありますが、多くの従業員を抱えている企業の50代、60代の社長さんならば、受けておく価値はあると思います。認知症を発症することで、取引先との仕事が滞り、従業員の生活が守れなくなったら大変です。

認知症ドックを受けることでリスクを知り、発症を抑えるための予防措置をとることが可能になります。

安価でできる医療機関も見受けられますが、その場合は一般の脳ドックと同じく、ＭＲＩやＣＴ検査だけというのがほとんどです。それだけでは、アルツハイマー病の進行状況が分からないので注意してください。

家族の認知症を疑ったら、まず「かかりつけ医」に相談

記憶障害だけでなく行動にも障害が現れてくると、周囲の人たちは認知症を疑うようになります。その場合でも、やはり早めの対処が大切です。家族が認知症を疑うきっかけとなった変化として、次ページのような調査報告があります。

家族や知人の認知症を疑ったら、まずはかかりつけ医を受診してください。医師は、診察の内容をもとに、早期診断などを担う「**認知症疾患医療センター**」と連絡をとります。認知症疾患医療センターは、地域の病院や診療所など、自治体が指定した医療機関に設置されており、そこで神経心理検査やＭＲＩ、脳血流検査などを行って確定診断を下すという流れになります。

なお、認知症と診断されたら、その後の治療にどれほどお金がかかるのか、と家族は心配に思うことでしょう。また、もの忘れが多くなったような段階でも、将来の経済的な負担が気になるかもしれません。太陽生命は、認知症と診断されたら保険金が下りるだけでなく、もの忘れが多くなったような兆候を発見して予防をサポートするような認知症予防保険を提供しています。これも、認知症の予防に対して社会の関心が高まっていることの

認知症を疑うきっかけとなるような変化

- 忘れ物、もの忘れ、置き忘れを頻繁にするようになった …74.6%
- 時間や日にちが分からなくなった(忘れるようになった) …52.9%
- 仕事や家事が以前のようにできなくなり、支障をきたすようになった …46.7%
- クレジットカードや銀行通帳の取り扱いができなくなった …29.5%
- 服薬がきちんとできなくなった …28.4%
- ふさぎこんで、何をするのもおっくうがり、嫌がるようになった …26.5%
- 気候に合った服を選んで着ることができなくなった …19.6%
- 入浴しても洗髪は困難になった …13.5%

出典:公益社団法人認知症の人と家族の会「認知症の診断と治療に関するアンケート調査報告書」2014.9(n:465)

表れだといえます。

本人が診察を拒否する場合はどうしたら？

認知症を疑われる人が、きちんと診断を受けてくれればいいのですが、必ずしもそうとは限りません。「病院に行きたくない」などと、受診を拒否する場合もあるでしょう。また、近所に住む人が認知症ではないかと感じても、一緒に住んでいる家族がいないために、誰も病院に連れて行けないということもあります。

そんなときのために、家族や近所の人などが役所に通報し、それを受けて専門医、医療・介護の専門職で構成される専門家チームが対処する仕組みができています。

それが、各市町村に設置された「**認知症初期集中支援チーム**」です。現在、全国のほぼすべての市町村に設置されています。

設置場所は、地域包括支援センターのほか、診療所、病院、認知症疾患医療センター、市町村の役所内など、自治体によって異なります。ネットで検索するときは、自治体の名前に加え「認知症初期集中支援チーム」と入力すると連絡先が分かります。よく分からない場合は、役所の福祉関係の部署に連絡してください。

地域包括ケアシステムのイメージ

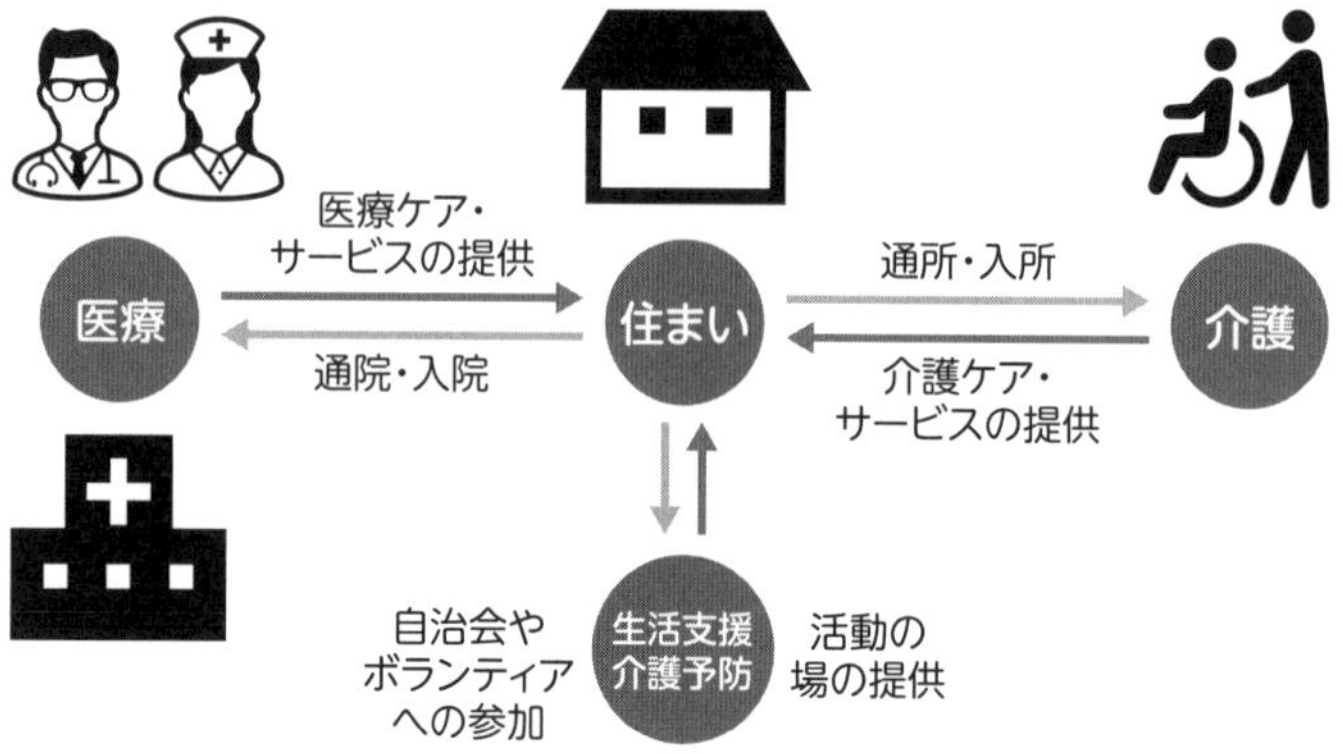

もちろん、通報者の個人情報は保護されます。

通報があると、認知症を疑われる人やその家族の元をチームのメンバーが訪問します。

そして、認知症かどうかを判断するアセスメントを行い、認知症と評価された場合には、家族支援などの初期の支援（おおむね6カ月）を行うという手順になります。

つまり、本人が病院に行かなくても、診断や支援が進められるというのが大きな特色です。

患者と家族のための地域の支援

これまでは、家族の誰かが認知症を発症すると、その家族には医療や介護に大きな負担がかかってきました。

そんな負担を減らすため、高齢者に対して、住まい、医療、介護、予防、生活支援を一体的に提供される「**地域包括ケアシステム**」の構築が、２０２５年をめどに進められています。これは高齢者全体を対象としたシステムですが、もちろん認知症の患者さんが重度の要介護状態となった場合でも、自分らしい暮らしを最後まで続けることができるようになります。

また、認知症に限った支援体制としては、できる限り認知症の人が住み慣れた環境のもとで生活を続ける手助けをするべく、認知症地域支援推進員、認知症サポーターの養成が進められています。

現在、認知症の予防や治療に関しては、急速な進歩を遂げています。新薬の開発も進められています。それに加えて、たとえ認知症になっても、こうした支援体制が充実していけば、誰もが人生の最後まで安心して暮らせるような社会が実現することでしょう。

なお、新型コロナウイルス感染症の問題により、こうした地域の支援に課題があることも明らかになりました。医療や介護のサービスは、どうしても身体的な接触を伴うものです。感染症が拡大する時期には、サービスを提供する頻度も低下してしまうかもしれません。このような課題にも、今後は取り組んでいかなければならないでしょう。

第 7 章

Q&Aで学ぶ認知症予防

Q

いわゆる「脳トレ」には、認知症予防の効果があるのでしょうか？　ゲーム機を使って、これまで5年以上脳トレを続けています。（60代女性）

　まだエビデンスは少ないのですが、「脳トレ」に認知症予防の可能性はあります。ＷＨＯ（世界保健機関）も、「認知機能トレーニング」は有効だと指摘しています。私も、「やったほうがいい」という意見です。

　実際、ただぼんやりと受け身でテレビを見ているのではなく、積極的に知的活動している人のほうが、認知症になりにくいという傾向はあります。

　ただし、「脳トレ」といっても、さまざまな種類があります。認知症予防が期待されるのは、頭をしっかりと使って考える問題です。単に反射神経を競うだけになっているゲームでは、認知症予防の効果はあまりありません。

　一例ですが、日本電子機器補修協会の脳トレゲームは、37種類のゲームがあり、遊びながら脳を活性化させる効果が期待できる可能性があります。

考えて答えを出す問題であっても、同じ問題を繰り返し続けているだけでは意味がありません。コツを覚えてしまうと、反射的に答えが出せるからです。事実、単純計算の繰り返しだけでは、認知機能はよくならないという論文もあるほどです。

マンネリ化せずに、常に新しい問題やゲームに挑戦していくことが大切です。

A

「脳トレ」に認知症予防の可能性はあります。ただし、反射神経を競うようなゲームよりも、頭を使って考えるものを選びましょう。同じ問題を繰り返すのも、効果が落ちるかもしれません。

Q

「孤独」がよくないという話ですが、たいした趣味もなく、人づきあいも下手なので、老後はダラダラと動画配信とかを見ていそうで心配です。（50代男性）

仕事があるうちはいいのですが、定年退職をすると家に閉じこもりがちな男性が増えていきます。そうなると、生活のリズムを崩して抑うつ状態になりやすく、会話も少なくなり、認知症のリスクを高めてしまいます。

定年になる前に、自分がやりたいことをもう一度、見つめ直してみてはいかがでしょうか。「たいした趣味はない」とはいっても、学生時代に好きだったことはありませんか？写真が好きだったら野鳥や町の写真を撮りに出かけるとか、電車が好きだったら週に1回はぶらぶらと乗りに行くとか、音楽が好きだったら思い切って楽器を習ってみるのもいいでしょう。今の時代、どんなマニアックなことでも、同好の士がいるものです。

どうしても趣味がないという方にお勧めしたいのは、動物を飼うこと。特に、「犬」です。動物のほうが人間よりも付き合いは楽ですし、世話をしていれば孤独感はありません。犬は、毎朝の散歩が必要ですが、そのおかげで生活にリズムができてきますし、元気な犬なら早歩きしなければならないので、軽い運動にもなります。

散歩の途中でほかの飼い主さんと出会って話をする機会もできるでしょう。動物を飼うことを通じて、人とのつながりができるのです。

無理に人づきあいをしようとしなくても、外に出かけているうちに他人と話す機会ができるようになった、という感じのほうがハードルが低いでしょう。

A

時間があったらやってみようと思っていた若い頃の趣味を探してみましょう。趣味がなければ、犬を飼うこともお勧めです。

Q 睡眠不足が続いたり、昼夜逆転など不規則な生活を送っていると、認知症になりやすくなるでしょうか？

（40代 女性）

睡眠不足と認知症のリスクについては、最近になってその関連性を示す研究が増えてきました。

それによると、睡眠不足になると脳脊髄液の流れが悪くなり、脳内から不要なものを排出できず、アルツハイマー病の原因といわれているアミロイドβが蓄積する一因になる可能性があるというのです。

ですから、40代、50代の働き盛りの時代に睡眠不足が続くと、その頃からアミロイドβが徐々にたまっていく可能性があるわけです。

睡眠は短すぎても長すぎてもよくないといわれています。ただ、どれだけ睡眠不足になると認知症になりやすいかなど、具体的なデータはまだそろっていません。今後の詳しい研究が待たれます。一般的には、6〜8時間の睡眠を確保し、いわゆる〝睡眠負債〟には気をつけてください。

いずれにせよ、しっかり眠って、規則正しい生活を送ったほうが認知症予防という意味ではいいわけです。

A

睡眠不足は、アルツハイマー病の原因となる、アミロイドβの蓄積の一因になる可能性が高いので、規則正しい生活を送りましょう。

Q

父親がもうすぐ80歳になります。心配なのは、昔の人なので、食事の炭水化物が多めであること。甘いものも好きです。（40代男性）

食事で炭水化物が多めということは、ご飯を多く食べて、おかずが少ないということなのでしょう。認知症予防には食生活の多様性とバランスが大切です。

福岡県久山町を対象に九州大学が行った大規模な調査から、日本人が認知症予防のために増やすといい食材として、緑黄色野菜、牛乳・乳製品、大豆・大豆製品、淡色野菜、海藻類、果物・果物ジュース、魚、芋類、卵が挙げられています（137ページ参照）。

一方、減らしたほうがいい食材として、米と酒が挙げられています。これはご飯が認知症に悪いというのではなく、伝統的な日本人の食事において、ご飯の比率が高すぎたということを意味しています。

食べる順序を工夫するのもいいかもしれません。ご飯を先に食べてお腹をいっぱいにならないよう、おかずを先に食べるようにするのもいいですね。

また、週に1回は、カレーを献立に加えるのはどうでしょう。カレーの材料であるターメリックには、クルクミンというポリフェノールの一種が含まれていて、アルツハイマー病の原因となるアミロイドβなどの蓄積を防ぐ作用があります。

ポリフェノールには、抗酸化作用、抗炎症作用が認められており、これが認知症予防に効くのではないかと考えられています。ブロッコリー、トマト、ナス、緑茶、紅茶などに、認知症予防効果の期待できるポリフェノールが多く含まれています。

A

多様な食品をとりましょう。ご飯が多めの人はそれを減らし、緑黄色野菜、乳製品、大豆製品などを増やしましょう。

Q

61歳の夫は睡眠中に大きな声で叫ぶことがあり、レム睡眠行動障害ではないかと心配しています。最近になって、レビー小体型認知症は発症の数十年前から、レム睡眠行動障害が起きることがあると聞きました。夫の父親は60代後半から認知症でした。

（50代女性）

レム睡眠行動障害というのは、浅い眠りであるレム睡眠時に見る夢の内容が、そのまま行動に表れるものです。具体的には、睡眠中に大声で寝言を言ったり、笑ったり、怒ったりするほか、立ち上がって動き回ることもあります。レビー小体型認知型は、認知機能障害に加えて、幻視症状やパーキンソン病の症状を示すもので、日本では、アルツハイマー型認知症、血管性認知症に次いで多く、認知症の5％近くを占めています。

61歳という年齢であれば、心配ならば、認知症の検査を受けてもいいと思います。本人が同意すれば、神経内科や精神科の専門医で検査することをお勧めします。早めに診断できれば、早めに対策ができ、それだけ発症を遅らせることができます。レビー小体型認知症を専門とする先生がいる大学病院であれば、なおいいでしょう。

相談者の旦那さんのお父さんも認知症の診断を受けていたとのこと。もしかすると、それはレビー小体型認知症が学会で認知される前だったかもしれません。つまり、お父さんも今だったらレビー小体型認知症と診断された可能性はあります。

A

60代は、認知症の検査を受けてもいい年齢です。心配ならば、受診しましょう。

Q

「理屈っぽく考えすぎると、将来認知症になる」と母親に言われました。それは本当でしょうか？

（50代女性）

「理屈っぽく考える」性格だということをお母さんに指摘されたのでしょう。確かに、性格と認知症にはある程度の関係があるように考えられます。ただ、「理屈っぽく考える」という言葉の意味を、どうとらえるかによって答えが違ってきます。

「理屈をもとに頭を使ってしっかり考える性格」と解釈するならば、知的な考え方をする習慣があると言い換えることができます。そのような習慣は、「脳の予備能力（コグニティブ・リザーブ）」を増やすことになり、認知症の予防につながるでしょう。

一方で、「理屈をこねまわして素直さがない性格」だと解釈するならば、周囲の人に敬遠されがちになるかもしれません。程度がすぎると、気を許す相手がいなくなり、やがては孤立を深めてしまう可能性もあります。高齢者における孤立は認知症のリスク要因の一つですから、そのような事態はできるだけ避けたほうがいいと思います。

ちなみに、はっきりとしたデータはありませんが、一般に、芸術家、芸能人、政治家には認知症になる割合が低いといわれています。その理由として、いつまでもくよくよ考えない、気分転換が上手ということが挙げられています。

A

「理屈をもとに頭を使ってしっかり考える性格」だと問題ありませんが、「理屈をこねまわして素直さがない性格」であれば気をつけたほうがいいかもしれません。

Q

テレビで、認知症の有名な先生が自分も認知症になったという特集を見ました。専門家でも防げないなら、認知症を予防するのはなかなか大変なのではないかと思いました。

（40代男性）

認知症研究の第一人者で、「長谷川式簡易知能評価スケール」の開発者としても知られる長谷川和夫先生のことですね。２０１７年、88歳のときに、自らが認知症を発症したことを明らかにしています。認知症専門家が認知症になったということで、大きな注目を集めました。私も長谷川先生には大変お世話になりました。

長谷川先生はもちろん専門家であり第一人者ですが、90歳近くになれば、どんな人でも認知症のリスクは高まるものです。生活習慣や食生活などに気をつけていても、それはあくまでもリスクを減らせるということであり、発症の可能性をゼロにするのは不可能です。

さらにいえば、どのような生活を送れば認知症の予防につながるのかについて研究が進んだのは、ここ最近のことなのです。

私が注目したいのは、長谷川先生は認知機能が低下しても、日常生活をきちんと送られているということです。それは、周囲の人が先生の症状を理解して、うまく対応できているからでしょう。確かに、認知症を予防することは大事ですが、それと同時に身近な人が認知症になっても困らない環境を作り、認知症と共生するよう、社会全体の受け入れ体制を整えることが大切です。

A

認知症予防を心がけた生活を送っていても、80代、90代になると認知症のリスクは高くなります。認知症になっても生活できる社会を作ることも大切です。

Q

離れて住んでいる両親が80歳になり、認知症が心配になってきました。足腰が弱ってきたうえ、北国なので冬場はあまり外に出ていない様子です。自宅で手軽に始められることを教えてください。

（50代女性）

認知症予防に運動は欠かせません。外に出られるときはなるべく外に出て、早足で歩いていただきたいですね。

どうしても難しければ、室内でウォーキングができる「トレッドミル（ルームランナー）」を購入するという手もあります。最近の製品では、値段が5万円以下で場所をあまりとらないものもあります。イスや机に手をそえてスクワットするのもよいでしょう。

　また、外出が減ると他人とのコミュニケーションも少なくなってしまいます。それをカバーするために、離れて住んでいる親と1日に1回でも会話することを考えてみてはいかがでしょうか。

　テレビ電話ができるアプリを使えば、お互いに顔が見られるのでいい刺激になると思います。お孫さんがいる方ならば、さらに効果的でしょう。

　高齢であっても、iPadのようなタブレットならば使えると思います。タッチパネル式ですから、銀行のATMが使えるなら、すぐに基本操作はできるようになるはずです。

　しかも、そうした新しい端末の操作を覚えること自体が脳への刺激になって、認知症予防につながります。

A

室内でも運動できる方法を模索し、またコミュニケーションを取るためにIT機器も活用してはいかがでしょう。

Q

楽器の演奏など、手先を細かく使う活動は認知症予防になりそうなイメージがあります。もし予防になるなら、ギターやピアノなど、思い切って習い始めようかなと思いました。

（50代男性）

楽器の演奏は大賛成です。単に手先を使うというだけでなく、音が出ることにより、間違えたときにすぐに分かるというのが大きなポイントです。つまり、間違えたと感じたら、私たちはそれをいち早く修正しようとします。そうした「間違えたら修正する」という頭の使い方が、認知症の予防につながると私は感じています。

楽器と同様に、社交ダンスや語学の勉強も認知症に効果があるという論文が出ていますが、これらも「修正する力」と関係していると思います。

社交ダンスで相手の足を踏んでしまったら、二度と踏まないようにと懸命に練習するでしょう。語学でも、一度間違えたら、二度と間違えないように気をつけます。そうした意識が、脳を活性化するのです。

年を取ると「間違える」という経験自体が少なくなってきますから、新しいことに挑戦し、間違えたら修正するという試行錯誤を繰り返すことがいいわけですね。

A

楽器の演奏は、社交ダンスや語学の学習と同様、「間違えたら修正する」ということの繰り返し。それが脳を活性化し、認知症の予防につながります。

参考文献

第 1 章

Livingston G, Sommerlad A, Orgeta V, Costafreda SG, Huntley J, Ames D, Ballard C6, Banerjee S, Burns A, Cohen-Mansfield J, Cooper C, Fox N, Gitlin LN, Howard R, Kales HC, Larson EB, Ritchie K, Rockwood K, Sampson EL, Samus Q, Schneider LS, Selbæk G, Teri L, Mukadam N. Dementia prevention, intervention, and care. Lancet. 2017 Dec 16;390(10113):2673-2734. doi: 10.1016/S0140-6736(17)31363-6. Epub 2017 Jul 20.

日本神経学会「認知症疾患診療ガイドライン 2017」

Otsuka R, Nishita Y, Tange C, Tomida M, Kato Y, Nakamoto M, Imai T, Ando F, Shimokata H. Dietary diversity decreases the risk of cognitive decline among Japanese older adults. Geriatr Gerontol Int. 2017 Jun;17(6):937-944. doi: 10.1111/ggi.12817. Epub 2016 Jul 5.

第 2 章

内閣府「高齢社会白書 2017 年版」

Langa KM, Larson EB, Crimmins EM, Faul JD, Levine DA, Kabeto MU, Weir DR. A Comparison of the Prevalence of Dementia in the United States in 2000 and 2012. JAMA Intern Med. 2017 Jan 1;177(1):51-58. doi: 10.1001/jamainternmed.2016.6807.

Matthews FE1, Arthur A, Barnes LE, Bond J, Jagger C, Robinson L, Brayne C; Medical Research Council Cognitive Function and Ageing Collaboration. A two-decade comparison of prevalence of dementia in individuals aged 65 years and older from three geographical areas of England: results of the Cognitive Function and Ageing Study I and II. Lancet. 2013 Oct 26;382(9902):1405-12. doi: 10.1016/S0140-

6736(13)61570-6. Epub 2013 Jul 17.

Schrijvers EM, Verhaaren BF, Koudstaal PJ, Hofman A, Ikram MA, Breteler MM. Is dementia incidence declining?: Trends in dementia incidence since 1990 in the Rotterdam Study. Neurology. 2012 May 8;78(19):1456-63. doi: 10.1212/WNL.0b013e3182553be6. Epub 2012 May 2.

Livingston G, Sommerlad A, Orgeta V, Costafreda SG, Huntley J, Ames D, Ballard C6, Banerjee S, Burns A, Cohen-Mansfield J, Cooper C, Fox N, Gitlin LN, Howard R, Kales HC, Larson EB, Ritchie K, Rockwood K, Sampson EL, Samus Q, Schneider LS, Selbæk G, Teri L, Mukadam N. Dementia prevention, intervention, and care. Lancet. 2017 Dec 16;390(10113):2673-2734. doi: 10.1016/S0140-6736(17)31363-6. Epub 2017 Jul 20.

Garami M, Schuler D, Babosa M, Borgulya G, Hauser P, Müller J, Paksy A, Szabó E, Hidvégi M, Fekete G. Fermented wheat germ extract reduces chemotherapy-induced febrile neutropenia in pediatric cancer patients. J Pediatr Hematol Oncol. 2004 Oct;26(10):631-5.

Petersen RC, Doody R, Kurz A, Mohs RC, Morris JC, Rabins PV, Ritchie K, Rossor M, Thal L, Winblad B. Current concepts in mild cognitive impairment. Arch Neurol. 2001 Dec;58(12):1985-92.

池田学編、遠藤英俊監修『認知症 臨床の最前線』

第3章

Sakurai H, Hanyu H, Kanetaka H, Sato T, Shimizu S, Hirao K, Iwamoto T. Prevalence of coexisting diseases in patients with Alzheimer's disease. Geriatr Gerontol Int. 2010 Apr;10(2):216-7. doi: 10.1111/j.1447-0594.2010.00609.x.

日本神経学会「認知症疾患診療ガイドライン 2017」

Lu Gao, Fiona E Matthews, Lincoln A Sargeant, Carol Brayne & MRC CFAS. An investigation of the population impact of variation in HbA1c levels in older people in England and Wales: From a population based multi-centre longitudinal study. BMC Public Health volume 8, Article number: 54 (2008)

第4章

Yang F, Lim GP, Begum AN, Ubeda OJ, Simmons MR, Ambegaokar SS, Chen PP, Kayed R, Glabe CG, Frautschy SA, Cole GM. Curcumin inhibits formation of amyloid beta oligomers and fibrils, binds plaques, and reduces amyloid in vivo. J Biol Chem. 2005 Feb 18;280(7):5892-901. Epub 2004 Dec 7.

Liu ZJ, Li ZH, Liu L, Tang WX, Wang Y, Dong MR, Xiao C. Curcumin Attenuates Beta-Amyloid-Induced Neuroinflammation via Activation of Peroxisome Proliferator-Activated Receptor-Gamma Function in a Rat Model of Alzheimer’s Disease. Front Pharmacol. 2016 Aug 19;7:261. doi: 10.3389/fphar.2016.00261. eCollection 2016.

Ng TP1, Chiam PC, Lee T, Chua HC, Lim L, Kua EH. Curry consumption and cognitive function in the elderly. Am J Epidemiol. 2006 Nov 1;164(9):898-906. Epub 2006 Jul 26.

Zhang S, Tomata Y, Sugiyama K, Sugawara Y, Tsuji I. Citrus consumption and incident dementia in elderly Japanese: the Ohsaki Cohort 2006 Study. Br J Nutr. 2017 Apr;117(8):1174-1180. doi: 10.1017/S000711451700109X. Epub 2017 May 19.

Onozuka H, Nakajima A, Matsuzaki K, Shin RW, Ogino K, Saigusa D, Tetsu N, Yokosuka A, Sashida Y, Mimaki Y, Yamakuni T, Ohizumi Y. Nobiletin, a citrus flavonoid, improves memory impairment and Abeta pathology in a transgenic mouse model of Alzheimer’s disease. J Pharmacol Exp Ther. 2008 Sep;326(3):739-44. doi: 10.1124/jpet.108.140293. Epub 2008 Jun 10.

A. Nakajima et al. Neuroprotective Effects of Phytochemicals in Neurological Disorders.

Wiley Blackwell 2017.

Otsuka R, Nishita Y, Tange C, Tomida M, Kato Y, Nakamoto M, Imai T, Ando F, Shimokata H. Dietary diversity decreases the risk of cognitive decline among Japanese older adults. Geriatr Gerontol Int. 2017 Jun;17(6):937-944. doi: 10.1111/ggi.12817. Epub 2016 Jul 5.

Ozawa M, Ninomiya T, Ohara T, Doi Y, Uchida K, Shirota T, Yonemoto K, Kitazono T, Kiyohara Y. Dietary patterns and risk of dementia in an elderly Japanese population: the Hisayama Study. Am J Clin Nutr. 2013 May;97(5):1076-82. doi: 10.3945/ajcn.112.045575. Epub 2013 Apr 3.

Orgogozo JM, Dartigues JF, Lafont S, Letenneur L, Commenges D, Salamon R, Renaud S, Breteler MB. Wine consumption and dementia in the elderly: a prospective community study in the Bordeaux area. Rev Neurol (Paris). 1997 Apr;153(3):185-92.

Yamada M, Sasaki H, Mimori Y, Kasagi F, Sudoh S, Ikeda J, Hosoda Y, Nakamura S, Kodama K. Prevalence and risks of dementia in the Japanese population: RERF' s adult health study Hiroshima subjects. Radiation Effects Research Foundation. J Am Geriatr Soc. 1999 Feb;47(2):189-95.

Kokmen E, Beard CM, O' Brien PC, Kurland LT. Epidemiology of dementia in Rochester, Minnesota. Mayo Clin Proc. 1996 Mar;71(3):275-82.

Ogura C, Nakamoto H, Uema T, Yamamoto K, Yonemori T, Yoshimura T. Prevalence of senile dementia in Okinawa, Japan. COSEPO Group. Study Group of Epidemiology for Psychiatry in Okinawa. Int J Epidemiol. 1995 Apr;24(2):373-80.

Masuda M, Suzuki N, Taniguchi S, Oikawa T, Nonaka T, Iwatsubo T, Hisanaga S, Goedert M, Hasegawa M. Small molecule inhibitors of alpha-synuclein filament assembly. Biochemistry. 2006 May 16;45(19):6085-94.

第５章

Garami M, Schuler D, Babosa M, Borgulya G, Hauser P, Müller J, Paksy A, Szabó E, Hidvégi M, Fekete G. Fermented wheat germ extract reduces chemotherapy-induced febrile neutropenia in pediatric cancer patients. J Pediatr Hematol Oncol. 2004 Oct;26(10):631-5.

国立長寿医療研究センター「認知症予防へ向けた運動コグニサイズ」
https://www.ncgg.go.jp/cgss/department/cre/documents/cogni.pdf

NHK 健康 ch「【特集】動画でわかる認知症（３）認知症予防運動プログラム」
https://www.nhk.or.jp/kenko/special/ninchishou-movie/sp_3.html

Verghese J, Lipton RB, Katz MJ, Hall CB, Derby CA, Kuslansky G, Ambrose AF, Sliwinski M, Buschke H. Leisure activities and the risk of dementia in the elderly. N Engl J Med. 2003 Jun 19;348(25):2508-16.

第６章

Fratiglioni L, Wang HX, Ericsson K, Maytan M, Winblad B. Influence of social network on occurrence of dementia: a community-based longitudinal study. Lancet. 2000 Apr 15;355(9212):1315-9.

一般社団法人認知症アセスメント普及・開発センター「DASC-21 とは」
https://dasc.jp/about

NHK アーカイブス「回想法ライブラリー」
https://www.nhk.or.jp/archives/kaisou/

公益社団法人認知症の人と家族の会「認知症の診断と治療に関するアンケート調査報告書」2014.9

著者略歴

遠藤英俊（えんどう・ひでとし）

認知症専門医　聖路加国際大学臨床教授　名城大学特任教授
1982年滋賀医科大学卒業、87年名古屋大学大学院医学研究科修了。総合病院中津川市民病院内科部長、国立療養所中部病院（現・国立長寿医療研究センター）内科医長などを経て、国立長寿医療研究センター長寿医療研修センター長および老年内科部長を務め、2020年3月に退職。現在は聖路加国際大学臨床教授、名城大学特任教授。著書は『最新 ボケない！“元気脳”のつくり方』（世界文化社）、『よくわかる認知症Q&A ―知っておきたい最新医療とやさしい介護のコツ―』（中央法規出版）など多数。認知症、高齢者虐待問題、介護保険関連を専門とする。

初出　日経Gooday
カバー写真　SEAN GLADWELL/Getty
編集協力　二村高史
本文イラスト　堀江篤史

医師が認知症予防のためにやっていること。

2020年6月22日　第1版第1刷発行

著　者　遠藤英俊
発行者　南浦淳之
発　行　日経BP
発　売　日経BPマーケティング
〒105-8308 東京都港区虎ノ門4-3-12
https://gooday.nikkei.co.jp/
装　丁　坂川朱音
本文デザイン　坂川朱音+田中斐子(朱猫堂)
DTP制作　アーティザン・カンパニー
印刷・製本　大日本印刷株式会社

ISBN 978-4-296-10688-2

本書籍に関するお問い合わせ、ご連絡は下記にて承ります。
https://nkbp.jp/booksQA

日経Goodayのお知らせ

健康・医療に関する最新情報をお届けするWEBマガジン

https://gooday.nikkei.co.jp/

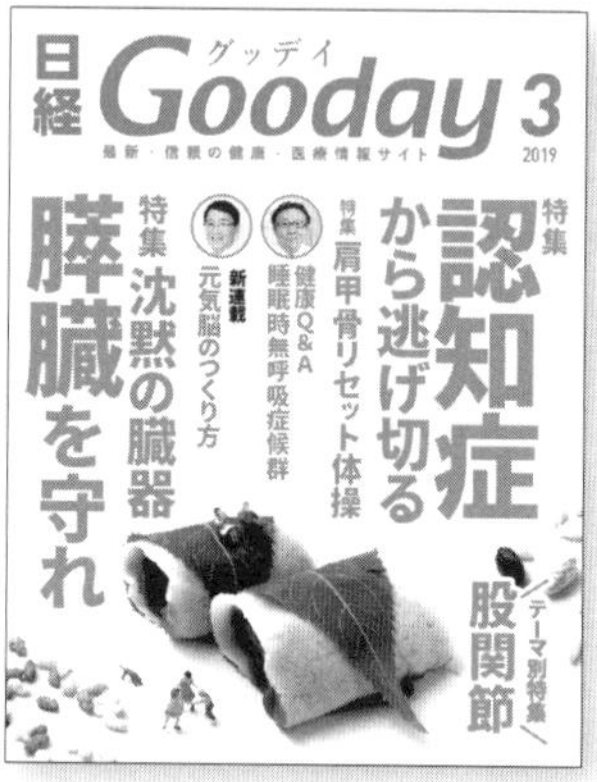

「日経Gooday」有料会員向け4つのサービス

- 専門家に徹底取材しお届けする体の不調・病気・健康増進に関する最新記事・コラムが読める
- 困ったときにすぐに専門家に電話で相談できる
- 名医紹介サービス「ベストドクターズ®・サービス」
- 毎週２回　役立つ情報満載のメールマガジンをお届け

※Best Doctors®およびベストドクターズは、Best Doctors, Inc.の商標です

日経Goodayの好評既刊

女性が医師に「運動しなさい」と言われたら最初に読む本

中野ジェームズ修一 著
伊藤恵梨 監修

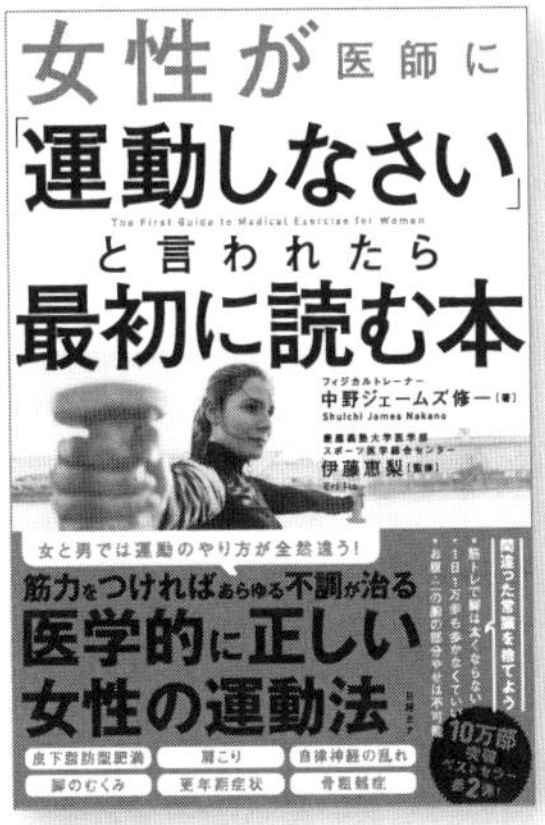

女と男では運動の
やり方が違う！
筋肉をつければ
あらゆる不調が治る

四六判並製　定価:（本体1300円＋税）

第 1 章　「健康」になるためには「筋肉」が必要だった!
皮下脂肪型肥満／ロコモティブシンドローム／骨粗鬆症
第 2 章　「肩こり」は動的ストレッチと筋トレで解消!!
第 3 章　「脚のむくみ」も筋力不足が原因だった!
第 4 章　「自律神経の乱れ」を整えるには?
第 5 章　更年期にはどんな運動をすればいい?
第 6 章　出産前後はどんな運動をすればいい?
第 7 章　体が硬い人はストレッチしたほうがいい?
第 8 章　健康的にやせるための運動・食事とは?
第 9 章　年々感じる「体力の衰え」の正体とは
第 10 章　Q&Aで学ぶ運動の「お悩み」解決

読者特典の
エクササイズ
動画が
スマホ・Webで
見られる!